O BEBÊ E A COORDENAÇÃO MOTORA

Dados Internacionais de Catalogação na Publicação (CIP)
(Câmara Brasileira do Livro, SP, Brasil)

Béziers, Marie-Madeleine.
 O bebê e a coordenação motora: os gestos apropriados para lidar com a criança / Marie-Madeleine Béziers, Yva Hunsinger [tradução: Lucia Campello Hahn]. – São Paulo: Summus, 1994.

 ISBN 978-85-323-0387-5

 1. Aprendizagem perceptivo-motora 2. Bebês 3. Capacidade motora. I. Hunsinger, Yva. II. Título.

94-2537 CDD-155.412

Índices para catálogo sistemático:

1. Bebês : Coordenação motora : Psicologia infantil 155.412
2. Bebês : Psicomotricidade : Psicologia infantil 155.412

Compre em lugar de fotocopiar.
Cada real que você dá por um livro recompensa seus autores
e os convida a produzir mais sobre o tema;
incentiva seus editores a encomendar, traduzir e publicar
outras obras sobre o assunto;
e paga aos livreiros por estocar e levar até você livros
para a sua informação e o seu entretenimento.
Cada real que você dá pela fotocópia não autorizada de um livro
financia o crime
e ajuda a matar a produção intelectual de seu país.

O BEBÊ E A COORDENAÇÃO MOTORA

Os gestos apropriados para lidar com a criança

Marie-Madeleine Béziers

Yva Hunsinger

summus editorial

Do original em língua francesa
COORDINATION MOTRICE ET PSYCHOMOTRICE DU TOUT PETIT
Copyright © 1992 by Marie-Madeleine Béziers
e Yva Hunsinger
Direitos para a língua portuguesa adquiridos por Summus Editorial

Tradução: **Lucia Campello Hahn**
Projeto gráfico e produção editorial: **Sonia Rangel**
Capa: **Ettore Bottini**

Summus Editorial
Departamento editorial:
Rua Itapicuru, 613 – 7º andar
05006-000 – São Paulo – SP
Fone: (11) 3872-3322
Fax: (11) 3872-7476
http://www.summus.com.br
e-mail: summus@summus.com.br

Atendimento ao consumidor:
Summus Editorial
Fone: (11) 3865-9890

Vendas por atacado:
Fone: (11) 3873-8638
Fax: (11) 3873-7085
e-mail: vendas@summus.com.br

Impresso no Brasil

SUMÁRIO

Apresentação, 7
Introdução, 9

I. ORGANIZAÇÃO DA COORDENAÇÃO MOTORA	15
Enrolamento/endireitamento, torção, tensão	17
Tronco e cabeça	22
Membros superiores	26
Membros inferiores	30
II. GESTOS COTIDIANOS	33
A importância do olhar	35
Como segurar, carregar e levantar o bebê	36
Mamada	38
Banho	43
Troca de roupas	49
Passeio e sociabilidade	52
Posições durante o sono	53
Material para uso da criança	55
III. EVOLUÇÃO DA MOTRICIDADE	57
Preparação para andar	59
Andar	61
IV. MOVIMENTOS E JOGOS	65
A relação com o outro	67
Jogos e brincadeiras	73

.

APRESENTAÇÃO

Existe sempre um imenso hiato entre o desenvolvimento científico e a experimentação prática. Dos conceitos sobre a preservação da saúde humana até sua aplicação em nossas vidas e seu aproveitamento em nosso cotidiano há como um grande deserto, sem indicações de direção, ou uma densa muralha.

Nas últimas décadas, as ciências avançaram muito em sua luta contra a morte. Não há dúvida de que favoreceram a espécie humana mas, encerradas na cidadela inexpugnável de uma técnica majestosa, deixaram o homem sem informação sobre os mecanismos geradores da doença. Prenderam-se quase exclusivamente à pesquisa e esqueceram a construção de uma linguagem com a qual o indivíduo pudesse estimular seus mecanismos de defesa e cura. Tanto insistiram nessa estratégia tecnocrática que provocaram o aparecimento de um ditado: "Se preocupam com a doença, e não com o doente".

Até agora, a Psicologia é a única ciência a criar um repertório que possibilita ao homem a compreensão do funcionamento de uma de suas estruturas. Mesmo longe de um estado ideal, sua linguagem permite que utilizemos em nosso dia-a-dia conhecimentos importantes para a organização de nosso psiquismo.

A Medicina e a Fisioterapia não alcançaram ainda esse patamar. Precisam se apressar em desenvolver a linguagem que abra o campo de visão do cidadão comum para o funcionamento de seus aparelhos visceral e locomotor. Muito poucos possuem informações a respeito dessas estruturas, e subestima-se então uma característica central da espécie: o homem é um animal que se destaca da globalidade da qual faz parte através de sua faculdade de personalização. Ele é capaz de definir cores muito particulares e, desse modo, pode chegar a recriar o seu mundo. Cada uma das estruturas diversas que possui em seu interior — visceral, locomotora, psíquica, espiritual — lhe permite perceber e diferenciar as inúmeras partes que compõem o universo.

Associando sensações, percepções etc., o homem consegue aos poucos conceituar o mundo em que vive e adquirir consciência de quem é, de seu "significado" e sua função sobre a face da terra. A passagem do estado bruto de "ser" à consciência de uma identidade se dá, primeiramente, no universo corporal. Somente depois se realiza em outros níveis. Assim, nossos primeiros meses de vida são fundamentais para a estruturação de nossas potencialidades, e o trânsito entre nossos sistemas visceral, psíquico e espiritual, operação que realizamos continuamente, se faz por meio de nossa psicomotricidade.

Este livro está entre os raros que analisam tais processos e ao mesmo tempo quebram a barreira entre doutor sapientíssimo e paciente desinformado. Desvenda para os pais os mecanismos estimuladores do funcionamento do aparelho locomotor. É um manual prático das formas de proporcionar conforto ao corpo do bebê, condição fundamental para que esse corpo se transforme em instrumento de adaptabilidade à vida.

IVALDO BERTAZZO

INTRODUÇÃO

Antes mesmo de uma criança vir ao mundo, os pais já têm com ela inúmeras preocupações. Desejam que o ambiente onde transcorrerá sua vida seja o melhor possível, preparam e decoram seu quarto ou o espaço a ela reservado, tudo com imenso prazer. Desejam que seja agradável, alegre e bonito. Depois do nascimento, os pais mostram-se especialmente vigilantes quanto à quantidade e qualidade de seu sono e alimentação, inquietam-se quanto ao acerto ou erro do que fazem ou deixam de fazer e perguntam-se a todo instante se alguma coisa lhe estaria faltando.

Tudo isso, naturalmente, é necessário. Porém existe uma característica essencial à criança, que é o movimento, e que já era essencial também durante a vida intra-uterina. Estarão os pais suficientemente informados sobre isso? É preciso saber que, antes do nascimento, o feto não estava imóvel, mas se formando "em movimento"; e que, enquanto se desenvolvia, seus movimentos já se coordenavam para alcançar gestos precisos. Essa coordenação foi dando ao corpo a forma e o sentido que servirão de modelo para todo o desenvolvimento subseqüente da criança. Suas primeiras expressões são essencialmente motoras. Desde as primeiras horas de vida espanta-nos ver toda a riqueza de pequenos movimentos que percorrem seu corpo. Os gestos que fazem os bebês não são fortuitos, desordenados ou parasitas, mas pertencem a um sistema muito complexo.

Realmente, desde o nascimento, o bebê possui toda a base daquilo que chamamos de "coordenação motora",* e que é o tema de nosso estudo. Este livro vai possibilitar que os pais olhem a criança de uma maneira nova. Com freqüência, estes consideram as conquistas do bebê de modo bastante afetivo: orgulham-se dos primeiros sorrisos, de vê-lo erguer a cabeça, segurar um biscoito etc... Mas conhecem eles a organização que permite que esses gestos aconteçam?

Descobri-la não é somente apaixonante para os pais, mas também resulta em fator de bem-estar para a criança.

Nossa experiência cotidiana como terapeuta, às voltas com os mais diversos problemas da criança, prova-nos quanto essa primeira organização influi em seu bem-estar, presente e futuro.

O objetivo deste livro é informar os pais, para que eles não contrariem a organização que se esboça, mas favoreçam-na.

Descobrir a coordenação motora trará uma outra dimensão ao conhecimento da criança, fazendo com que os pais participem desse aspecto de seu desenvolvimento, que, é claro, não é exclusivamente motor.

---

* *A Coordenação Motora — Aspecto mecânico da organização psicomotora do homem.* S. Piret e M. M. Béziers, São Paulo, Summus Editorial, 1992.

Tudo acontece simultaneamente na criança. Queremos dizer com isso que, através dos movimentos, ela percebe as diferentes sensações: motoras, orgânicas, sensoriais, afetivas etc. Desse modo, quando tiver percebido o movimento como um todo, e quando for capaz de reproduzi-lo voluntariamente, a criança reviverá as sensações que experimentou e que percebeu anteriormente.

Os primeiros movimentos são reflexos. Observamos porém que eles se propagam através de músculos definidos, que se encadeiam para descrever um movimento preciso. Esse movimento produz uma sensação muscular e articular, e imprime tensões à pele que fazem parte do conjunto da sensação. A reunião de todas as sensações provocadas pelo movimento reflexo constitui a estrutura fundamental do movimento; é o que chamamos de "coordenação motora e psicomotora". A criança sente o movimento reflexo, e as sensações provocadas por ele ficam registradas em seu cérebro. Essas sensações irão programá-lo. Por exemplo: o que ocorre com as noções de espaço e tempo? Quando os primeiros movimentos são registrados na memória do bebê, imprimem nela também imagens de linhas, volumes, distâncias e duração temporal. A criança tentará reencontrar e reproduzir a sensação provocada pelo movimento reflexo, e ao cabo de várias tentativas conseguirá comandar seu próprio movimento. Uma estrutura superior do cérebro terá substituído a reação reflexa.

Durante seu desenvolvimento, a criança refinará e tornará mais precisos esses movimentos e reunirá todas as sensações motoras para chegar a gestos globais, como erguer a cabeça, agarrar as grades do berço para sentar-se e, logo depois, empurrar o colchão com os pés para ficar em pé.

Visto que a criança reúne os elementos sensoriais que percebe e os integra em seu movimento, fica evidente, então, a importância da coordenação motora. Graças a ela, a criança conhecerá o próprio corpo na relação com a mãe e com o meio exterior. E, desse modo, formará sua personalidade.

É preciso esclarecer que não se trata de levar a criança a fazer ginástica, mas de *tornar conscientes*, para ela, os gestos da vida diária.

A chegada do bebê pode também ser a oportunidade para questionar nossos próprios gestos, hábitos e comportamentos herdados de nossa educação. Não para rejeitá-los, mas para repensá-los e recriá-los.

É preciso, contudo, evitar um inconveniente: fazer sempre mais para a criança, dedicar-lhe o maior tempo possível e acabar fazendo, mecânica e rapidamente, aqueles gestos fundamentais e simples através dos quais nos relacionamos com ela. Refeições,

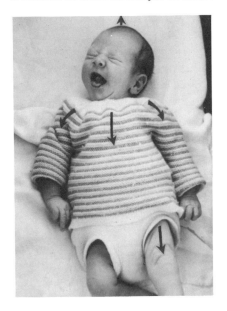

O bebê empurra os braços para baixo e a nuca para cima, "reagrupa" a bacia sobre o tórax, levando as pernas para o centro e as mãos na direção do rosto.

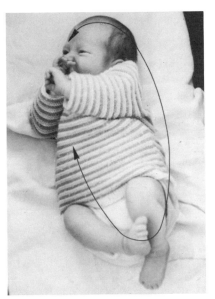

banhos etc... são gestos que parecem evidentes, definitivos mas, na realidade, não o são. Por isso insistiremos principalmente nessas atividades.

Os pais sabem o longo período que passam cuidando do bebê nos primeiros meses. Cabe-lhes observar se seus movimentos se realizam no "bom sentido" e, caso contrário, tentar orientá-los de outra maneira. Conhecendo a organização da coordenação motora, os pais ajudarão a criança a conseguir melhores resultados, a enriquecer seu movimento. Na verdade, o mais importante é a riqueza da motricidade, da habilidade manual, da liberdade do movimento, visando sempre o equilíbrio e a estabilidade.

Os pais contribuirão de forma harmoniosa para o bom desenvolvimento psicomotor, psíquico e intelectual da criança. Todas essas funções dependem umas das outras. Isoladamente, nenhuma delas pode ser perfeita.

Parece-me muito mais interessante participar da evolução da criança através do conhecimento de sua coordenação motora, do que se ater à exclusiva preocupação, bastante freqüente, com o seu desempenho. Andar precocemente, por exemplo, para uma criança com pouco equilíbrio, que manipula mal os objetos, não é uma conquista invejável.

Cada uma tem seu próprio ritmo de desenvolvimento, que deve ser percebido e respeitado. O papel educativo dos pais começa no nascimento, pois os primeiros gestos do bebê orientarão seu comportamento futuro.

Olhemos o recém-nascido em suas primeiras horas de vida. Já é surpreendente a variada gama de seus movimentos. Observemos sua mímica e todos os pequenos movimentos de seu corpo, sua "mobilidade espontânea".

O momento do despertar é particularmente interessante: o bebê se alonga, demorada e minuciosamente, e todas as partes do corpo se beneficiam com esse estiramento. A bacia enrola na direção do tórax, a nuca estica, ao mesmo tempo em que ele empurra os braços para baixo. Essa oposição acentua-se ainda mais quando ele boceja.

O recém-nascido parece se exercitar e fazer um inventário de todos os movimentos de que é capaz nesse novo elemento que acaba de descobrir: o ar. Seu rosto já mostra uma grande riqueza de mímicas: ele franze as sobrancelhas, enruga a testa, abre e fecha os olhos, olha para o lado, vira a cabeça. A boca é muito móvel: ele puxa o canto da boca para a direita e para a esquerda, alonga o lábio superior, faz ruídos com a língua etc. Ele faz também muitos movimentos de sucção (a sucção é muito evidente desde o início, pois é um movimento essencial).

O conjunto de seu corpo está em movimento, parece ser percorrido por movimentos ondulatórios. Os braços se afastam e tornam a voltar na direção do eixo do corpo, as mãos abrem e fecham e vêm para diante do rosto. Os membros inferiores fazem movimentos alternados, os pés esfregam-se um contra o outro. A bacia se enrola para diante, descolando do colchão, os braços são levados à frente.

Num movimento global e brusco, como para espirrar, por exemplo, o bebê volta a reagrupar-se inteiramente, braços e pernas fletidos sobre o tórax: ele se enrola completamente, e mantém essa a posição durante o sono.

Colocado de lado, o recém-nascido não vai girar de uma só vez o conjunto do corpo, mas já esboça gradativamente a complexa mecânica da rotação, opondo tórax e bacia. O tórax e os ombros pousam sobre o colchão em primeiro lugar, seguidos pela bacia. É a "torção". Olhemos atentamente a perfeição que esses movimentos revelam na organização do corpo. Vamos reencontrá-la também nos braços e nas pernas. Esse complexo esquema de oposição das rotações no âmbito das articulações conduz ao que chamaremos de "tensão".

Percebemos também que quaisquer que sejam seus movimentos, o recém-nascido sempre passa e repassa pela posição de enrolamento, primordial para ele, e é apoiando-se nela que consegue estirar-se ou endireitar-se. É o que chamaremos "enrolamento-endireitamento".

Para explicar a complexidade e a riqueza da motricidade, vejamos, na página à direita, como o bebê organiza o movimento de rotação:

Motricidade espontânea do bebê. Colocado numa superfície plana, ele se "reagrupa" espontaneamente.

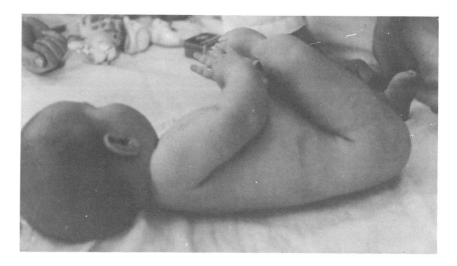

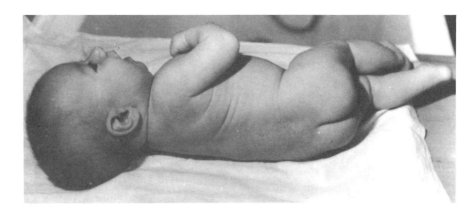

Ele não gira de uma só vez (como uma tábua), mas opõe tórax e bacia. Começa afastando o cotovelo...

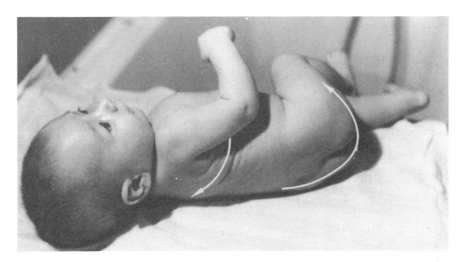

depois, o tórax gira e se coloca sobre a superfície de apoio, enquanto a bacia permanece em enrolamento. A bacia se apóia por último.

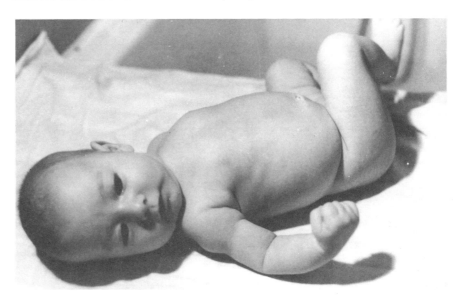

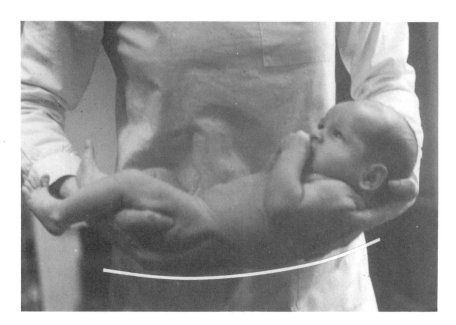

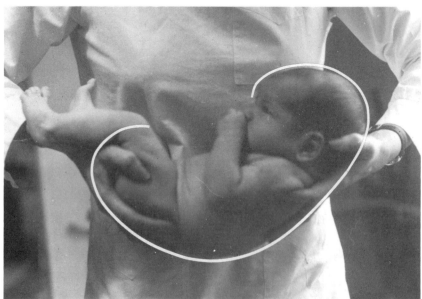

Sentindo como o bebê "se enrola": segure-o com as mãos bem abertas. Sinta o movimento: ele se "reagrupa". Suas mãos estão diante do rosto. Ele está "enrolado".

I

ORGANIZAÇÃO DA COORDENAÇÃO MOTORA

ENROLAMENTO/ ENDIREITAMENTO, TORÇÃO, TENSÃO

Enrolamento, endireitamento, torção e tensão são os princípios básicos da coordenação motora.

Desde o nascimento, certas posições são acompanhadas por sensações de bem-estar (outras, ao contrário, estão ligadas a sensações de desconforto e mal-estar, que veremos mais adiante).

São posições que dão segurança. Desse modo, a criança experimentará seu corpo como uma unidade estável e equilibrada.

As posições de bem-estar são aquelas em que a criança está "reagrupada" sobre si mesma. Estando "em enrolamento", os diferentes grupos musculares do corpo estão colocados em posições favoráveis à coordenação motora.

É dessas posições que vai depender o desenvolvimento psicomotor da criança, e que a levará progressivamente à autonomia e à conquista do mundo exterior. No início, o bem-estar da criança depende, em grande medida, do adulto. Por isso, atribuiremos uma grande importância a todos os gestos da vida cotidiana (mamadeira, fraldas, banho etc.). Respeitando algumas regras simples, podemos aumentar o bem-estar da criança e facilitar seu desenvolvimento ulterior.

O "enrolamento" é capital para o recém-nascido. Segure-o com as mãos bem abertas, uma delas sob a cabeça e a parte superior das costas, a outra segurando a bacia e a parte inferior das costas. Os braços do bebê ficam à frente. Você pode sentir como ele vai se "reagrupar" e se enrolar por iniciativa própria.

O bebê "enrola-se" nos braços; chamamos isso de "posição de bem-estar". Nesta posição, a cabeça e a bacia podem se "enrolar" uma na direção da outra, por meio do trabalho dos músculos flexores da parte anterior do tronco (músculos do pescoço, do abdômen, do períneo).

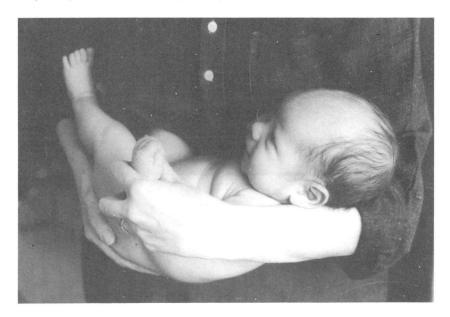

Exame dos reflexos arcaicos logo após o nascimento. Sentado e puxado pelas mãos, o bebê se agarra ao polegar do examinador, se tiver uma boa coordenação. O ato de agarrar permite que os músculos se encadeiem desde as mãos até a cabeça, passando pelo tórax. Apoiado nos músculos flexores, ele se endireita com a cabeça apontada para cima, e a pressão dos pés contra o chão é o ponto de partida para a posição em pé e para a marcha automática.

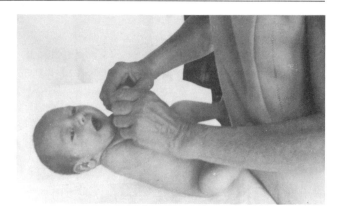

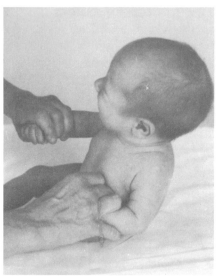

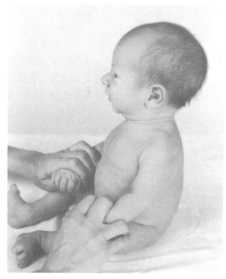

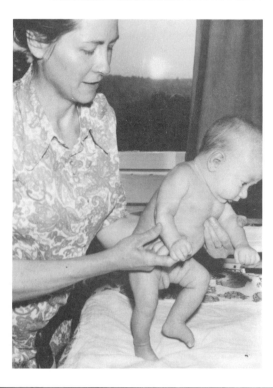

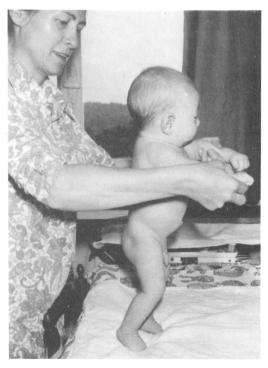

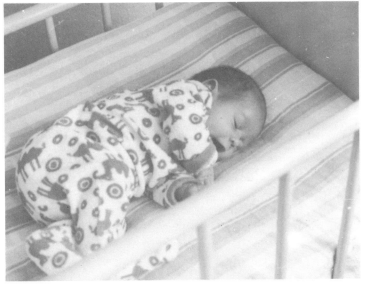
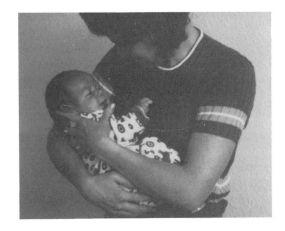
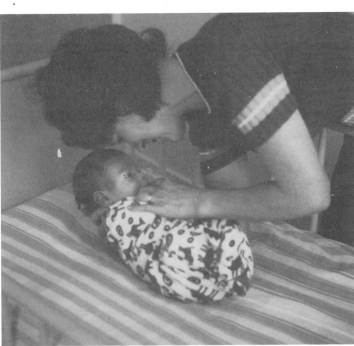
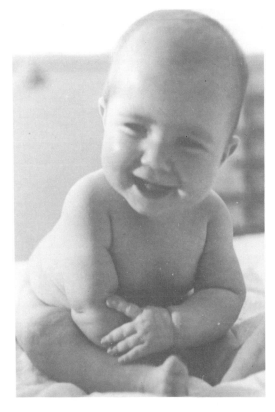

Deitado de lado no berço, o bebê está em uma posição harmoniosa, as mãos estão próximas ("reagrupadas"), as pernas mais perto do tronco e a bacia em posição de "enrolamento". Ao tomá-lo nos braços, respeitemos essa posição mantendo-o em "enrolamento".

Essa posição, por si só, servirá para diminuir um eventual mal-estar e aquietar o choro. A criança se sentirá em segurança estando bem "reagrupada" sobre si mesma. A tensão de seus músculos é equilibrada e ela se acalma.

A criança bem coordenada encontra a posição confortável. Ela junta os braços em "posição de coordenação".

No "enrolamento" o bebê aproxima cabeça, mãos e pés.

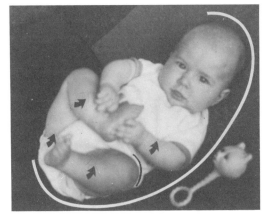

Siga-o nesse movimento, que é fundamental para ele. Cada vez que você o segura, pode observar como ele "se aninha", enrola-se em seus braços. O "enrolamento", por si só, diminuirá bastante qualquer pequeno mal-estar ou choro. O bebê sente-se em segurança, bem "reagrupado" sobre si mesmo e se acalma graças à tonicidade equilibrada de seus músculos. Essa posição traz de volta o bem-estar.

Por que insistimos nessa correspondência entre "enrolamento" e bem-estar? No decorrer de seu desenvolvimento, a criança olha as próprias mãos, estende os braços, coloca-se em relação com a mãe, descobre o mundo exterior e manipula objetos. Todas essas atividades acontecem "à frente", e nelas o corpo passa necessariamente pelo "enrolamento".

É também ao apoiar-se em seu "enrolamento" que a criança vai organizar, nas melhores condições, o endireitamento necessário para sentar-se e, depois, ficar em pé e andar.

Se o bebê está sofrendo algum mal-estar, não ocorrerá o "enrolamento" ao ser tomado nos braços. Ao contrário, o que iremos observar é a posição inversa, "em extensão": cabeça e braços atirados para trás, o dorso arqueado e os músculos extensores endurecidos.

Temos observado que mesmo as doenças mais comuns (otite, rinofaringite, diarréia etc.) são freqüentemente acompanhadas de um desequilíbrio do tônus muscular. Os músculos do eixo anterior (comumente chamados de "flexores") relaxam e os músculos do eixo posterior (os "extensores") puxam para trás. A criança encontra-se, de forma mais ou menos acentuada, com a cabeça para trás, os braços também atirados para trás e, freqüentemente, a região lombar arqueada. Essa posição acentua-se durante o choro: é a posição de "mal-estar" em extensão.

Essa mesma posição de "mal-estar" também é encontrada entre crianças com dificuldades de relacionamento. A extensão também pode ser observada em crianças mais velhas com dificuldades psicomotoras. Outras atravessam períodos de organização defeituosa da motricidade por razões transitórias de desequilíbrio biológico ou outra causa qualquer.

Em contrapartida, a criança que se sente "bem na própria pele", que mostra equilíbrio e harmonia, tanto do ponto de vista motor quanto psíquico ou relacional, apresenta facilmente o "enrolamento" quando a tomamos nos braços. E nos seus diversos movimentos, ela passa e repassa sempre por essa posição.

Se os pais conhecessem bem o mecanismo da coordenação motora, poderiam perceber as posições de "mal-estar" da criança e procurar conduzi-la ao "enrolamento" do bem-estar, evitando assim que a má organização se fixe.

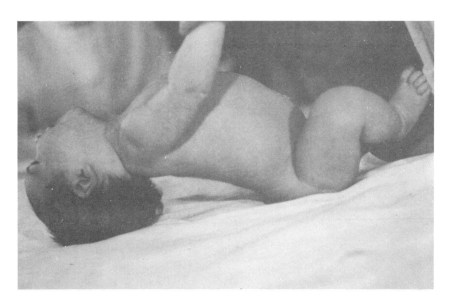

Veja o que ocorre com as crianças mal coordenadas quando são puxadas pelas mãos: os músculos dos braços e dos ombros não se encaixam; os braços não flexionam; a cabeça se inclina para trás e o queixo se projeta para o alto.

Nas condições patológicas da criança, não encontramos o enrolamento. Encontramos sempre a posição "em extensão": cabeça para trás, braços também atirados para trás, costas arqueadas, com os músculos dorsais endurecidos. Essa posição acentua-se durante o choro. É a posição de "mal-estar" em extensão, encontrada também nas situações de agressão psicológica que a criança experimenta.*

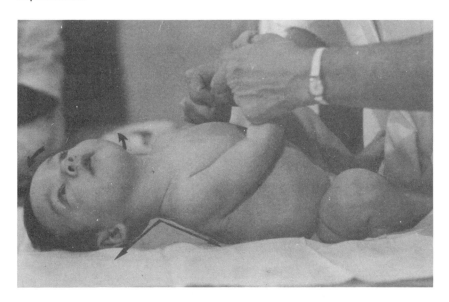

* Uma criança bem coordenada poderá eventualmente assumir uma postura semelhante, resistindo a responder "em coordenação" por uma razão ou outra, ao estímulo do adulto. (N.T.)

TRONCO E CABEÇA

No tronco, o enrolamento consiste em aproximar cabeça e bacia. Esse movimento resulta do trabalho dos músculos da parte anterior do tronco (músculos flexores da cabeça, do pescoço, do abdômen e do períneo). As abóbadas da cabeça e a da bacia enrolam-se, uma na direção da outra.

Na cabeça, o enrolamento é um movimento muito complexo, que parte dos músculos dos lábios e coordena todos os músculos da deglutição, do centro motor hioidiano e permite a báscula da cabeça para a frente, abrindo, atrás, o espaço das duas primeiras vértebras cervicais. Esse movimento representa aquela pequena inclinação dianteira da cabeça no movimento do "sim". Esse primeiro enrolamento se propaga ao tórax, faz com que as duas primeiras costelas (empurrando-as para trás e, obliquamente, para cima) recuem e as últimas costelas se distanciem (para baixo, para trás e para fora).

ORGANIZAÇÃO DA MOTRICIDADE

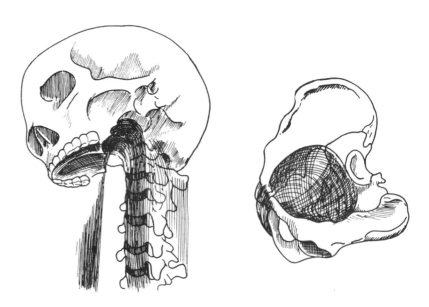

As abóbadas da cabeça e da bacia

Na bacia, o movimento dos abdominais parte dos músculos do períneo (aproximando ísquios e cóccix); a bacia se enrola para aproximar-se da cabeça. Esse movimento propaga-se até as últimas costelas, que se abrem na parte de trás, reunindo-se, assim, ao enrolamento da cabeça. As últimas costelas representam o ponto de junção desses dois movimentos de enrolamento, o da cabeça e o da bacia.

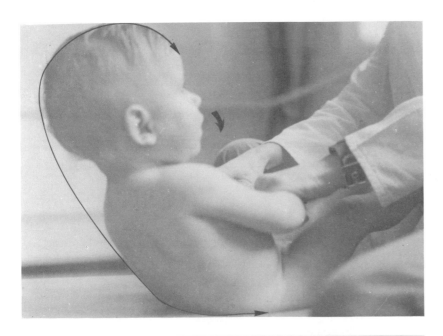

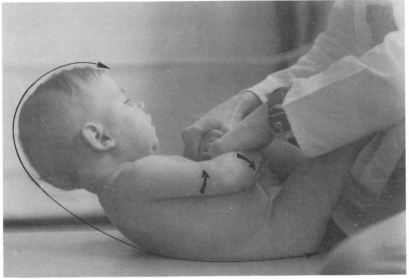

PASSAGEM À POSIÇÃO EM PÉ

O bebê unirá cabeça e mãos para estender os braços para o adulto. Vai se puxar para a frente para sentar. Em seguida, empurrando os pés contra o corpo do adulto e unindo cabeça, mãos e pés, ele ficará "em pé".

Por que o "enrolamento" é importante? É a partir dele, e sempre apoiado nos músculos flexores, que o tronco chegará à posição vertical (é o que chamamos "enrolamento-endireitamento"). Portanto, dependerá da boa qualidade do "enrolamento" a qualidade da posição vertical. Posição esta (cabeça para cima) que é a posição ideal do ser humano em pé.

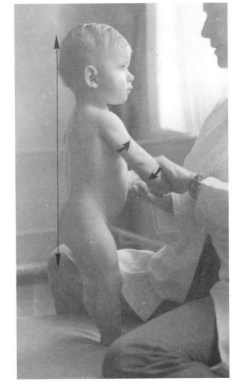

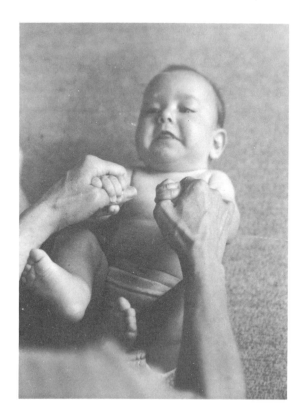
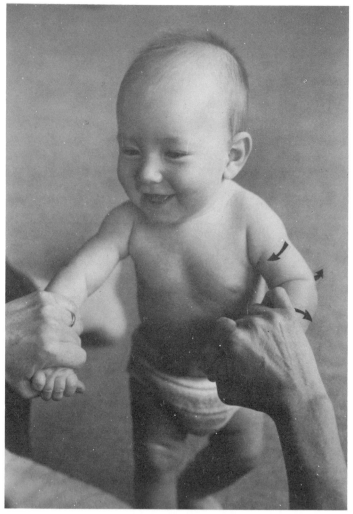

Estas fotos frontais mostram como o bebê se prepara para ficar em pé. É um verdadeiro "tensionamento". Porém, é a organização anterior "em enrolamento" que lhe permitirá conquistar uma postura ereta perfeita. Veja como seus ombros estão baixos, a cabeça liberada e bem colocada no prolongamento do tronco, e como este mostra-se estável! Isso aconteceu porque o bebê "encadeou" todos os músculos da coordenação.

Observe as mãos do adulto induzindo o movimento coordenado na criança. Coloca os polegares sob os dedos do bebê para que este possa agarrá-los. Ao mesmo tempo, faz com que seus ombros abaixem, mantendo a flexão dos cotovelos e fazendo uma ligeira rotação externa dos antebraços.

Tomando o enrolamento como ponto de partida, e sempre apoiando-se nos músculos "flexores", o tronco voltará à posição vertical. A qualidade da posição vertical em elevação (cabeça ereta — que é a posição ideal do homem em pé) dependerá da qualidade do enrolamento. O movimento simétrico do tronco prolonga-se num movimento simétrico dos membros; por exemplo, estender o braço e agarrar-se em algo para sentar-se.

No endireitamento, os músculos da parte posterior do tronco — os músculos "extensores" das costas — podem ser considerados uma espécie de mola; eles se apóiam nos músculos do enrolamento para endireitar o tronco.

O enrolamento-endireitamento garante a harmonia e o equilíbrio ântero-posterior do corpo. No caso de desarmonia entre os músculos do enrolamento ("flexores") e os do endireitamento ("extensores"), o tronco fica em posições incorretas (lordose, cifose, bloqueio da coordenação).

Até aqui falamos do movimento de enrolamento-endireitamento ("sistema reto"), exclusivo do tronco e da cabeça, que também podem organizar-se em torção (por exemplo, oposição dos movimentos dos ombros e da bacia). Por outro lado, os membros superiores e inferiores só se movimentam em torção.

Para compreender a complexidade e a riqueza da coordenação motora é preciso conhecer melhor os músculos que conduzem a torção-tensão.

Certos músculos passam por mais de uma articulação e são os organizadores do movimento porque a contração de um deles provoca a contração do músculo seguinte. Eles são chamados "músculos condutores". Esses músculos longitudinais unem, sem interrupção funcional, a cabeça à bacia, a cabeça às mãos e a cabeça aos pés, organizando todo o corpo em unidade. No corpo não pode haver trabalho parcial; é todo o conjunto que participa do movimento.

Por suas inserções e pela direção do seu trajeto, os músculos condutores farão uma articulação girar para dentro e uma outra para fora, num movimento de torção cujo resultado será o que chamamos de tensão.

Enrolamento-torção-tensão, permitem que o corpo se organize em uma unidade estruturada, na qual a criança poderá se apoiar para avançar em direção ao mundo. É uma organização essencial, sobre a qual a criança estrutura seu corpo e sua personalidade.

MEMBROS SUPERIORES

Braço e mão

DISPOSIÇÃO DOS MÚSCULOS NA ORGANIZAÇÃO DO MEMBRO SUPERIOR

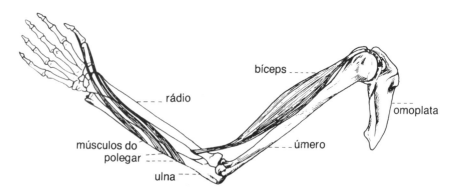

O trabalho do longo bíceps, como rotator externo do rádio, dá início à contração dos músculos longos do polegar. O braço (úmero) gira para dentro. Os dois ossos do antebraço (rádio e ulna) giram, no seu conjunto, para fora. O punho endireita, isto é, fica mais ou menos no prolongamento do antebraço. A mão forma um arco (abóbada), pela oposição entre o polegar e o dedo mínimo. Notemos também que o dedo médio (o terceiro) encontra-se no eixo do antebraço. Na foto à direita, a mão está aberta e o polegar bem afastado dos outros dedos.

Fazendo ressaltar as articulações entre os metacarpianos e as primeiras falanges dos dedos, percebemos o arco (abóbada) formado pelas cabeças dos metacarpos. Isso ocorre porque a mão não é plana, mas forma uma abóbada, criada pela tensão entre o polegar e o dedo mínimo.

As rotações observadas no braço resultam do trabalho dos músculos condutores, particularmente o bíceps. Devido à suas inserções e à direção oblíqua de seu trajeto, o bíceps provocará, no antebraço, uma ação diferente daquela que vai ocorrer no braço. As rotações desses dois segmentos (antebraço e braço) opõem-se, criando uma tensão.

Para observar a ação acima descrita faça, por exemplo, o movimento de levar uma maçã à boca. Ao mesmo tempo em que o braço gira para dentro, o cotovelo afasta-se do tronco e o antebraço gira com a mão (em abóbada) para fora, levando a fruta para a frente do rosto. Não se trata de um mero movimento de flexão/extensão num mesmo plano — como no caso de uma dobradiça —, mas de um movimento de rotação/torção. Ou seja, o osso do braço (úmero) gira para dentro (rotação interna), e os dois ossos do antebraço (rádio-ulna) e a mão giram para fora (rotação externa). Ao levar a mão ou, mais precisamente, o polegar à boca, o bebê afasta o cotovelo, e os dois segmentos do membro superior opõem, simultaneamente, o sentido de sua rotação. O ombro fica abaixado e bem colocado.

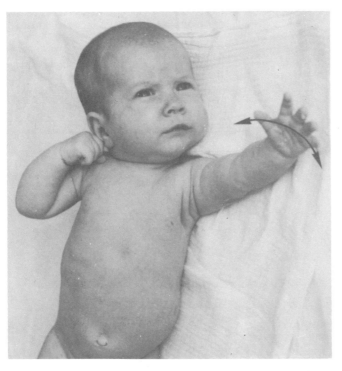

Abóbada formada entre o polegar e o dedo mínimo: o polegar está bem separado.

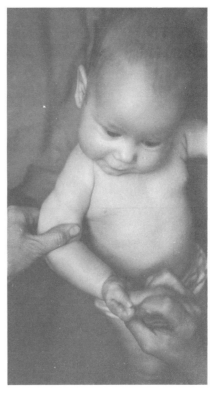

Detalhes da posição de coordenação do membro superior: o ombro abaixa, o cotovelo se afasta do tronco, o braço gira para dentro (rotação interna), o antebraço gira para fora (rotação externa), o punho endireita, o polegar se afasta dos outros dedos.

O dedo médio prolonga o eixo do antebraço.

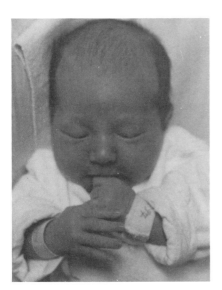

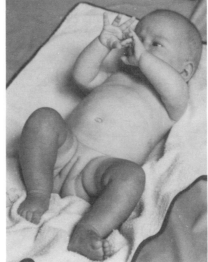

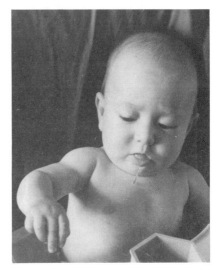

A mão é capital no desenvolvimento da criança e a representação dela no cérebro é muito importante. Importante também é a relação da mão com a boca, desde o primeiro dia de vida.

As mãos do recém-nascido são ativas desde os primeiros dias de vida. Por exemplo, ele as junta e leva-as à boca. Durante seu desenvolvimento, pode-se perceber quanto tempo ele passa olhando para elas, manipulando-as, e repetindo com prazer os movimentos que descobriu sozinho.

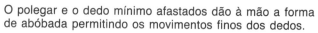
O polegar e o dedo mínimo afastados dão à mão a forma de abóbada permitindo os movimentos finos dos dedos.

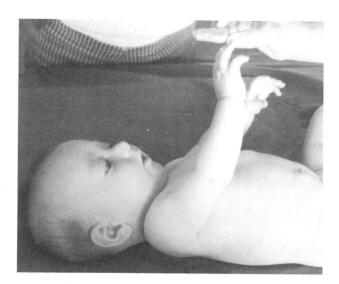

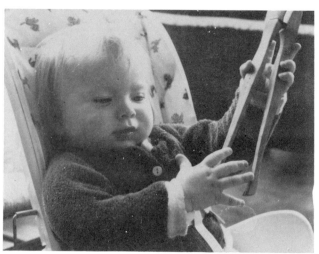

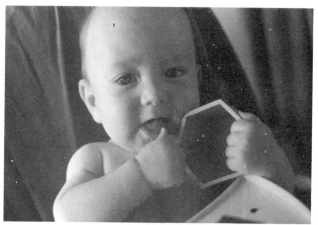

A MÃO TOCA O OBJETO

Todas as sensações e descobertas são fundamentais para a criança. Ela tem necessidade de apalpar, e o faz com grande atenção. Depois de apalpar e observar, leva a mão à boca.

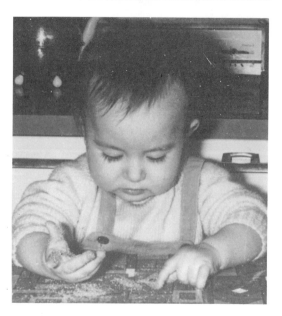
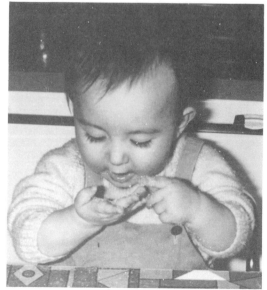

Articulação do ombro

Vejamos como se comporta essa articulação que une o braço ao omoplata. A cabeça umeral, que forma uma saliência característica, percebida quando tocamos o ombro com a mão, tem forma esférica. Nos movimentos coordenados de preensão ou na escrita, por exemplo, a cabeça umeral gira para dentro (rotação interna) e essa saliência desaparece sob nossos dedos.

Na ausência de coordenação, a cabeça do úmero fica muito saliente, para fora e para a frente (rotação externa), e o braço continua colado ao corpo. A má posição pode acarretar dificuldades na escrita.

Encadeamento do movimento do membro superior

Quando colocamos um dedo na palma da mão do bebê, ele agarra esse dedo com força (esse gesto é reflexo no recém-nascido e vai desaparecer progressivamente). Se aproveitarmos esse gesto de agarrar para puxar a mão dele em nossa direção, como se fôssemos levantá-lo, o bebê afasta o cotovelo do corpo e ao mesmo tempo gira o braço e o antebraço em rotação, ao passo que a "bola" formada pela cabeça umeral gira para dentro e desaparece. São os músculos condutores do braço, que já vimos anteriormente, que desencadearam essas rotações e acionarão os músculos do pescoço e os músculos responsáveis pelo "encaixe" da omoplata no tórax, criando assim um bom ponto de apoio para que a cabeça endireite.

Desse modo, cada vez que o bebê é tomado nos braços — o que acontece inúmeras vezes durante o dia — o modo como segurarmos sua mão permitirá que faça uso dessa organização para iniciar todo esse encadeamento de contrações musculares.

MEMBROS INFERIORES

Perna e pé

Como se vê nas fotos, a criança já mostra toda uma organização dos membros inferiores. A coxa gira para fora, a perna para dentro, o pé endireita.

Observe particularmente o pé. Ele apresenta dois arcos (abóbadas): um arco longitudinal, que vai do calcanhar aos artelhos, e um arco anterior, criado pela tensão resultante da oposição entre o primeiro e o quinto artelhos. Os dedos do pé estão alongados e bem alinhados. No dorso do pé desenha-se o tendão de um músculo (o tibial anterior), que tem um papel preponderante nos movimentos dos membros inferiores.

O conjunto formado pela coxa-perna-pé está bem alinhado, graças à ação dos músculos "condutores", que criam essa oposição de rotações e permitem que os membros inferiores se alinhem ao redor de um eixo. São músculos condutores: o costureiro ou sartório, na coxa, e os tibiais e fibulares ou peroneiros, na perna.

É da articulação do quadril que depende a boa organização do membro inferior.

Essa articulação situa-se no meio da dobra da virilha e une a bacia aos membros inferiores. A cabeça femural, em forma de

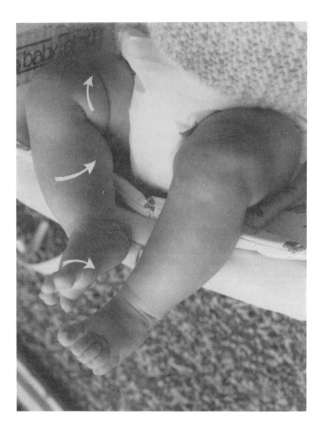

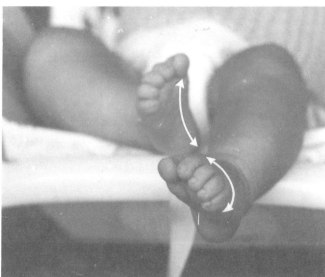

Os dois arcos (abóbadas) do pé. Arco longitudinal entre calcanhar e primeiro artelho. Arco anterior decorrente da oposição entre primeiro e quinto artelhos.

Coordenação da perna: coxa girada para fora, perna girada para dentro. Oposição entre o primeiro e quinto artelhos.

esfera, permite movimentos em todos os planos. A articulação do quadril tem papel determinante na posição do corpo em pé.

Na criança, certas posições incorretas do tronco e dos membros inferiores são acompanhadas de uma rotação para dentro do fêmur (rotação interna) e um "fechamento" da dobra da virilha. Em adultos que se queixam de dores vertebrais, encontram-se com freqüência essa rotação interna e o fechamento da dobra da virilha (flexão do quadril sobre a coxa). Nesses casos, a cabeça do fêmur está girada para dentro, a bacia (osso ilíaco) é basculada para a frente, fazendo com que a dobra da virilha se "feche" e provocando deformações na coluna vertebral, como lordoses e cifoses.

Nesses casos, os joelhos giram para dentro e se aproximam (joelho valgo); os pés se afastam e desabam, achatando o arco longitudinal.

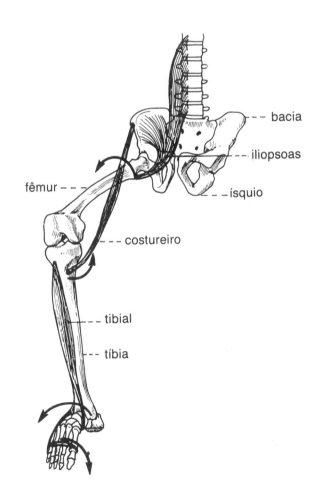

Músculos condutores: direção dos músculos condutores e todas as rotações que se produzem para que a perna esteja no eixo.

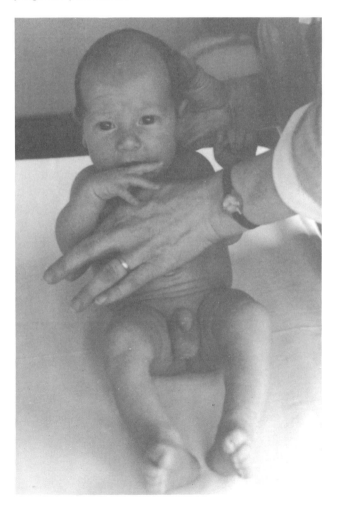

Alinhamento da perna: coxa girada para fora, perna girada para dentro, o pé com o calcanhar girado para fora e o antepé girado para dentro.

A posição da bacia, da coluna vertebral e dos membros inferiores (portanto, a estática do corpo em seu conjunto) dependem da mobilidade da articulação do quadril e de sua posição. Por isso é tão importante favorecer ao máximo a mobilidade e a amplitude dessa articulação, antes que a criança consiga ficar em pé. (Mais adiante, algumas sugestões a serem seguidas no momento da troca de fraldas.)

* * *

Acabamos de ver a organização da coordenação motora a partir das noções de enrolamento-endireitamento, torção e tensão. Vamos tentar fazer uso delas nos gestos cotidianos com a criança.

É preciso lembrar que o recém-nascido passa bruscamente do meio aquático, sonoro e vivo, no qual ele percebia o balanço e os deslocamentos dos movimentos da mãe, com todas as pressões dos fluxos e refluxos de sua vida orgânica, para um meio onde terá que lidar com a gravidade e o peso.

Depois do nascimento, é colocado num plano rígido e imóvel. Facilitemos sua adaptação. São as nossas mãos, as mãos do adulto, que constituirão o novo elemento vivo em suas primeiras semanas de vida. Não o seguremos como se fosse um objeto frágil, ou com as pontas dos dedos, mas com mãos seguras e firmes. O bebê ficará muito satisfeito se for manipulado não só no plano frente/trás, mas também em torção, incluindo em sua experiência a terceira dimensão do espaço.

Lembre-se sempre que a vida para ele é o movimento, e que é desse modo que ele constrói sua personalidade. Desde o início, tenha o cuidado de evitar qualquer entrave à expressão de seu movimento

II
GESTOS COTIDIANOS

A IMPORTÂNCIA DO OLHAR

Observe a diferença do olhar, já desde os primeiros dias, conforme a pessoa a quem é dirigido. O olhar é o elo privilegiado do relacionamento.

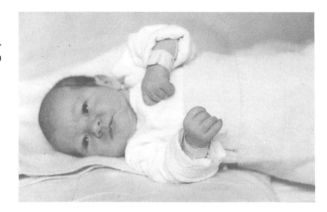

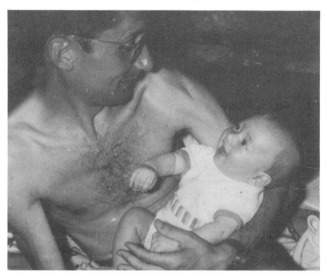

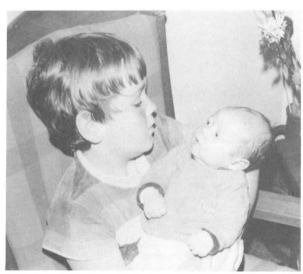

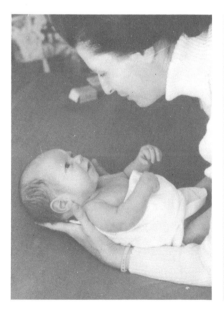

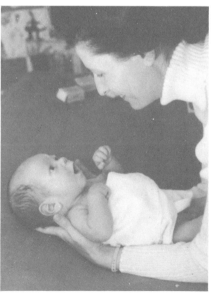

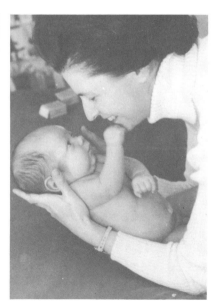

A cabeça e a nuca são mantidas no prolongamento das costas. O bebê está inteiramente envolvido na relação com a mãe.

COMO SEGURAR, CARREGAR E LEVANTAR O BEBÊ

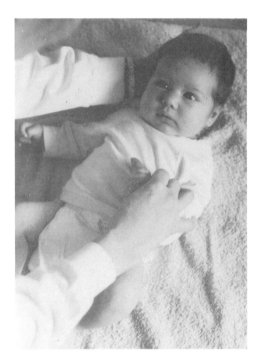 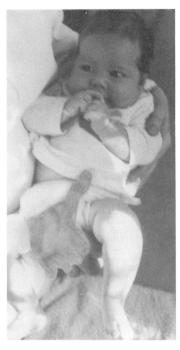

Segurar e carregar o bebê são gestos que fazemos o dia todo. Há mil maneiras de carregar a criança pequena, mas em todas é importante respeitar o "enrolamento", orientando a criança em várias direções, para que ela possa conhecer as possibilidades de seu corpo e o ambiente ao seu redor. Não a acostume em uma única posição.

Esquerda: uma posição fácil e eficaz: o bebê está bem seguro. Suas costas estão apoiadas no corpo do adulto, que dessa maneira, tem a mão direita livre. O bebê pode segurar o braço do adulto ou "reagrupar" as duas mãos. Bem seguro!...Até mesmo os ísquios estão seguros!

Embaixo: em "enrolamento" e em rotação, a bacia pode ficar ligeiramente voltada para o corpo do adulto, e o tórax para fora: ou de frente para o adulto.

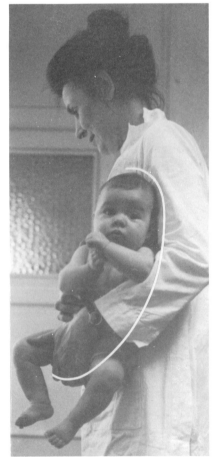 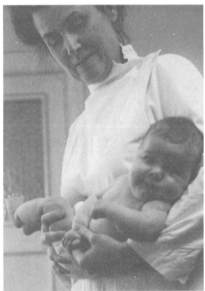 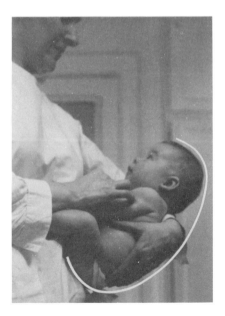

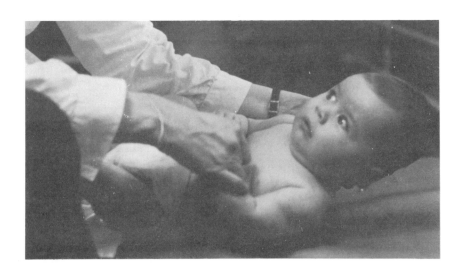

Para levantar o bebê, colocamos nosso polegar na palma de sua mão, afastando seu polegar e endireitando seu punho, para incitar a criança a agarrar-se à nossa mão.

Os músculos do membro superior se encadeiam da mão à cabeça, permitindo que esta venha para a frente. Em seguida, mantemos sua bacia bem colocada, preservando o "enrolamento" cabeça-bacia.

Quando a criança é maior e já sustenta a cabeça, nós a seguramos pelas mãos. Ela começa o movimento pelo lábio superior, para levar a cabeça à frente e enrolar-se para sentar.

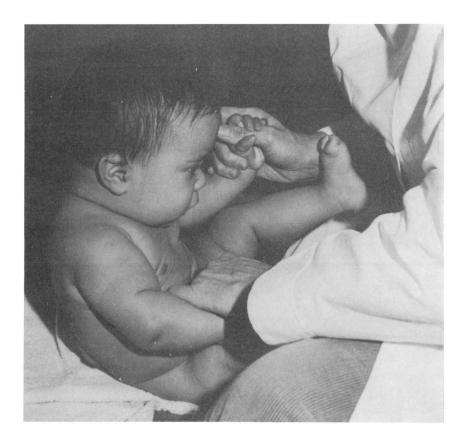

MAMADA

Posição para a mamada

Se a mãe estiver confortavelmente instalada, o bebê ficará na posição certa para mamar.

A mãe escolhe um assento baixo, para que seus pés fiquem bem apoiados no chão, as costas apoiadas no encosto e os dois cotovelos também apoiados.

O bebê está bem seguro "em enrolamento". A cabeça bem sustentada. Os pés contra um apoio. Segura a mão da mãe.

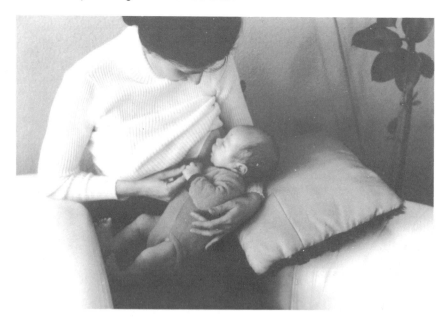

Antes mesmo de nascer, o bebê já exercita a sucção. Alguns até já chupam o dedo no ventre materno. O reflexo de sucção é muito forte durante as primeiras horas de vida. O recém-nascido buscará o seio da mãe, se for colocado sobre seu corpo logo após o nascimento.

Repetidas vezes, durante as 24 horas do dia, o bebê passará um tempo mais ou menos longo alimentando-se. O que vai acontecer?

Não cremos que ele se alimente passivamente. Pelo contrário, esse é um momento em que ele está completamente desperto, todos os seus sentidos estão ativos, ele dirige atentamente o olhar para a pessoa que o alimenta. Atento, ele ouve, reconhece os ruídos familiares e reage a novos ruídos. Todo o conjunto de seu corpo está concentrado nesse "trabalho", que para ele é fundamental. Trata-se realmente de um trabalho, já que, depois de uma boa mamada, ocorre um completo relaxamento.

Por que insistimos no momento da mamada, uma vez que, de modo geral, ela transcorre sem problemas?

A insistência deve-se ao fato de que nem sempre estão reunidas, nesse momento, todas as condições para que o bebê encontre aquilo de que necessita.

Mas, além do alimento, do que mais pode ele necessitar?

O bebê precisa estar numa posição que lhe ofereça os meios para realizar bem o trabalho da mamada. Para tanto, é preciso, em primeiro lugar, que a mãe esteja confortavelmente instalada, para evitar qualquer instabilidade, os pés bem apoiados no chão ou sobre um banquinho. Essa posição estável, que lhe tomará tanto tempo quanto tomaria uma posição instável, distenderá a ambos, mãe e filho. Quando o bebê mama, diversas sensações se registram simultaneamente em seu sistema nervoso. A sensação global de bem-estar nos braços da mãe, o bem-estar da própria mãe, a comunicação entre ambos, através do olhar, enquanto o leite tépido e adocicado sacia sua fome.

O bebê percebe o poderoso movimento de sucção que "enrola" primeiro sua cabeça para a frente e então se propaga ao conjunto de seu corpo. Percebe o movimento dos pés, que fazem pressão contra o braço da poltrona, a mesa ou as mãos da mãe. Percebe as próprias mãos, que seguram a mamadeira ou o dedo da mãe. Ouve os ruídos do próprio corpo, a voz da mãe e os ruídos da casa.

Para bem engolir e digerir, a cabeça e o pescoço do bebê devem estar bem colocados. A cabeça bem mantida para a frente. Os ombros abaixados e o pescoço livre. A cada sucção o recém-nascido faz com a cabeça um pequeno movimento de flexão para a frente, como no "sim".

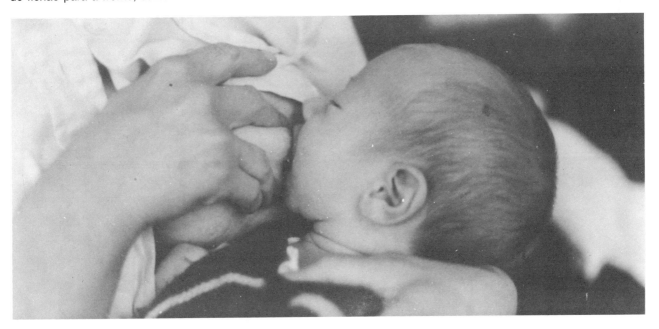

Se o bebê estiver numa posição menos confortável, por exemplo, com um braço espremido pelo braço da mãe, a cabeça sem apoio e tombando cada vez mais para trás, os pés soltos ou o corpo completamente estirado e deslizando, ele acabará percebendo o desconforto em todas essas sensações. Deixará de encontrar nesse momento privilegiado a segurança indispensável ao seu próprio bem-estar.

Certas precauções ajudarão a evitar os erros.

A mãe bem instalada segura o bebê, em posição de "enrolamento", sobre seus joelhos. Toma cuidado para que a nuca esteja livre e a cabeça no prolongamento da nuca, de modo a evitar a báscula da cabeça para trás; enquanto mama, o bebê traz a cabeça um pouco para a frente, num leve balanço regular, graças à contração dos músculos da sucção (tal como ocorre com o ligeiro movimento da cabeça no gesto que significa "sim").

Para que as mãos do bebê cheguem à mamadeira, levamos seus braços para a frente, cuidando para que os ombros estejam abaixados. A parte inferior do queixo deve estar bem livre. Dando um apoio adequado para seus pés, o movimento da sucção se propagará por todo o corpo.

A criança bebe mais rápido na mamadeira do que no seio e, por isso, neste caso, todo o trabalho muscular da sucção será menos intenso. É importante escolher bem o bico da mamadeira. Evite usar com muita freqüência a posição que facilita o fluxo de leite, ou bicos com buracos grandes, que diminuem e até eliminam o trabalho dos músculos.

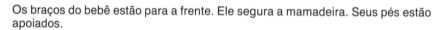

Os braços do bebê estão para a frente. Ele segura a mamadeira. Seus pés estão apoiados.

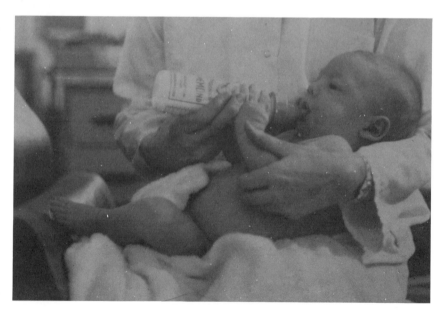

Observemos o mecanismo da sucção-deglutição. Você pode sentir a força e a potência da sucção quando um recém-nascido chupar um dedo do adulto. Há força muscular não somente nos lábios, mas em todos os músculos das bochechas, da língua, da parte de posterior da garganta e do pescoço. É o complexo encadeamento de todos esses músculos que permite o movimento complicado e poderoso da sucção/deglutição, constituído de pressões e relaxamentos. No movimento da cabeça para a frente começa o encadeamento dos músculos flexores do tronco. Decorre daí o papel fundamental da mamada e a importância da posição do bebê durante essa atividade.

Depois de mamar, dê ao bebê um certo tempo de calma. Ele está totalmente descontraído. As mãos se abrem. É freqüente a criança dormir logo em seguida. Passadas as primeiras semanas, entretanto, o bebê fica atento ao que se passa dentro dele: ao começo da digestão, à tensão/pressão no estômago, aos ruídos interiores de seu corpo. Ele fica sério nessa hora.

Não cogitamos aqui no valor do aleitamento no seio. Isso depende da possibilidade da mãe. Porém, é importante a maneira como a criança recebe o alimento, seja na mamadeira ou no seio, e a disponibilidade da mãe ou da pessoa que lhe dá a mamadeira.

Músculos da cabeça e pescoço durante a mamada

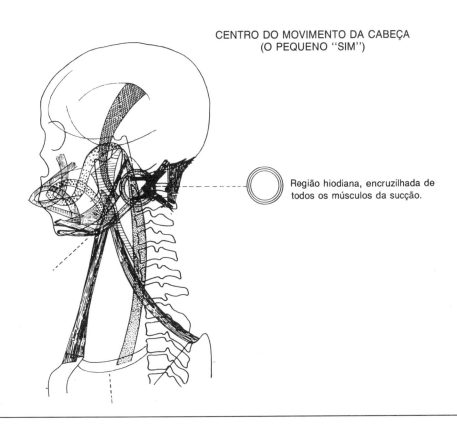

CENTRO DO MOVIMENTO DA CABEÇA (O PEQUENO "SIM")

Região hiodiana, encruzilhada de todos os músculos da sucção.

A região hiodiana, acima do "pomo-de-Adão", é um importante centro do movimento. A partir dela se enredam e se cruzam os músculos que vão à faringe, à língua, à mandíbula inferior (formando o assoalho bucal), ao esterno e à omoplata. Todos esses músculos entram em ação no momento da sucção-deglutição.

Durante a mamada, o movimento de sucção enrola a cabeça para a frente, especialmente na altura das duas primeiras vértebras cervicais, e se propaga aos músculos flexores do tronco. Por isso o ligeiro movimento da cabeça do bebê.

A organização entre a região hiodiana, o lábio superior e as duas primeiras vértebras cervicais é muito importante na coordenação motora. É dela que parte o enrolamento do tronco.

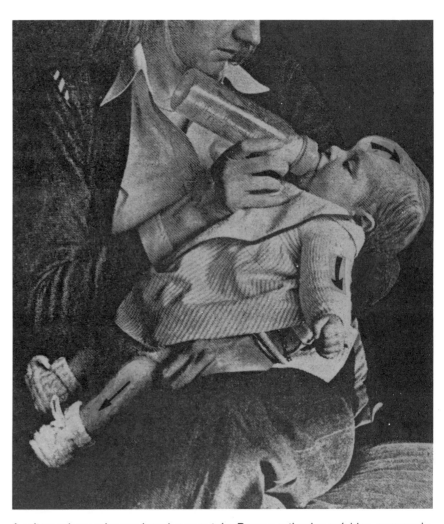

A evitar: cabeça e braços jogados para trás. Pernas esticadas e rígidas, sem apoio para os pés. Segurar o bebê como se ele fosse uma tábua.

BANHO

É preciso preparar o bebê antes de colocá-lo na água. Fale com ele, diga-lhe o que irão fazer. A voz da mãe deve ser um verdadeiro "banho sonoro" para o bebê.

Falar é muito importante, pois o bebê associará as palavras banho e água a esses momentos de prazer.

A mãe fala com o bebê e o mantém bem "reagrupado" diante da banheira. Ele deve ver a água em que irá entrar. Ele escuta. Sua atenção é grande.

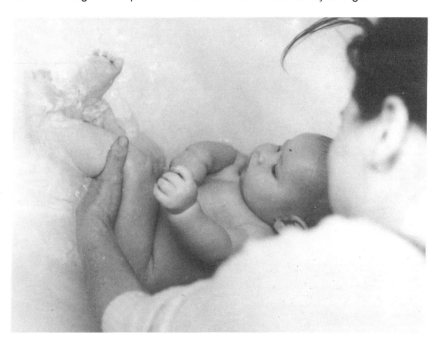

O banho é outro momento privilegiado para que a criança se descontraia. A ausência de peso do corpo na água permite que reencontre os movimentos de sua vida fetal. É na água que ela vai perceber sua capacidade de fazer movimentos sem ajuda. Por todas essas razões, o banho é ainda mais importante nos dois primeiros meses de vida.

Para evitar a insegurança e o medo que algumas crianças experimentam em seus primeiros contatos com a água, bastam algumas precauções simples. Novamente, as atitudes do adulto são muito importantes. Ele deverá estar bem colocado, apoiado nos pés, ter mãos firmes e seguras para transmitir segurança à criança. A banheira deve estar firme e forrada com material antiderrapante. A temperatura adequada da água e do ambiente são cuidados essenciais. Freqüentemente, com receio de que a criança sinta frio ou receba um golpe de ar, o banho é precipitado, sem que o bebê tenha tempo de apreciá-lo.

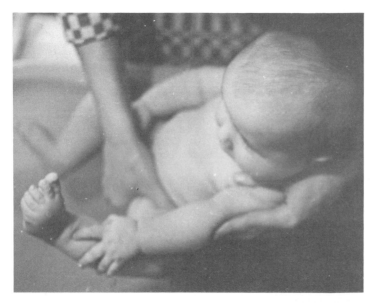
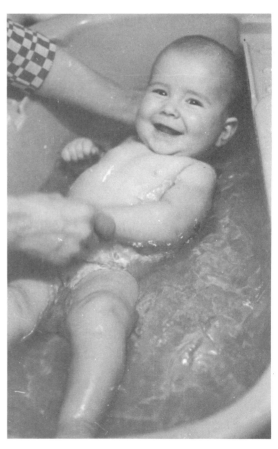
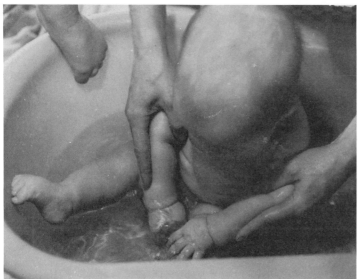

LEVANDO O BEBÊ AO BANHO

Carregue-o "em enrolamento". Segure-o de modo a "reagrupar" as partes do seu corpo. Aproxime cabeça e bacia, braços e pernas. O adulto passa a mão direita entre as pernas do bebê e mantém sua bacia com firmeza. Dessa maneira, o bebê estará bem firme nas mãos de quem vai banhá-lo.

Em seguida, coloque o bebê sentado com o rosto voltado para a água. Ele deve enxergá-la e ouvir o ruído que faz batendo nela com as mãos.

Quando o bebê estiver confiante, é possível colocá-lo de costas, mantendo a cabeça inclinada para a frente. O bebê empurra os pés contra a banheira e estira-se completamente ("endireitamento").

Vire o bebê suavemente para um lado e para o outro, mantendo-o bem "reagrupado".

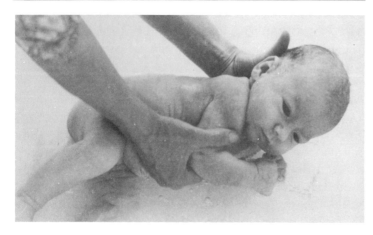

Durante o banho, e mesmo ao prepará-lo, converse com a criança, diga-lhe o que vai acontecer, ouça com ela a água que corre, e assim por diante.

A criança deve ser posta na água em posição de "enrolamento". Para manter com firmeza a bacia e a parte inferior das costas, a mão direita do adulto deve passar entre as pernas da criança, enquanto a mão esquerda apóia a cabeça e os ombros.

Aproxime a criança da água, nessa posição sentada. Dessa maneira, ela entra em contato com a água, que pode ver e tocar com as mãos. Nessa posição, gire-a de um lado e do outro, embale-a para a frente e para trás. Nesses deslocamentos a água exercerá uma pressão diferente sobre as partes do corpo. Sinta como a torção é mais fácil na água à medida que você gira a bacia da criança para a direita, o tórax para a esquerda, e vice-versa.

A criança empurra a água com as mãos. Esse contato e o ruído que faz quando bate na água são muito importantes para ela.

Em seguida, esvazie um pouco a banheira. Partindo da posição sentada, vá deitando a criança, progressivamente, dentro da água. Faça com que seus pés se apóiem na banheira. Deixe-a estirar-se completamente, sinta sua descontração. Os braços alongam-se, as mãos se abrem. Deixe-a sozinha em uma pequena quantidade de água no fundo da banheira. A criança moverá as pernas e os braços e tentará girar o tronco.

Só ensaboe a criança no final, depois dessa fase de brincadeiras com a água.

Para tirar a criança do banho, a posição é a mesma que usamos no início: em "enrolamento".

TIRANDO O BEBÊ DO BANHO

Vire o bebê ligeiramente de lado, mantendo com firmeza a cabeça inclinada na direção da bacia.

Braços e pernas "reagrupados". O bebê sente-se bem com seu corpo numa unidade "reagrupada".

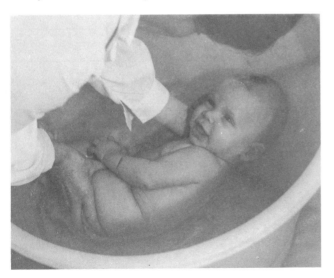
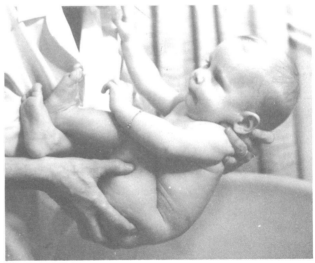

Coloque a criança numa superfície sólida, sobre uma toalha. É preferível usar um tecido fino, como o da fralda, para enxugá-la. Este é mais um momento privilegiado para ajudá-la a descobrir seu esquema corporal através da pele. É a pele que lhe dá os limites do volume do corpo; é ela a transmissora de todas as sensações da coordenação.

Aproveite a hora de enxugar a criança para fazer gestos que estejam de acordo com o sentido de sua organização motora e da coordenação.

A banheira é um ótimo lugar para as descobertas psicomotoras. O próprio material de que ela é feita, as torneiras, a borracha do chuveirinho... A água é empurrada, empurra e envolve; faz pressão sobre a pele e dá à criança mais liberdade de movimentos. Os ruídos diversos: a superfície na qual as mãos podem bater, a água escoando pelo ralo...

À medida que a criança cresce, deixe que ela explore todas as possibilidades do banho.

É sempre agradável um banho em condições adequadas. Se o seu bebê não gosta de banho, é bom rever todos os elementos que o compõem. A estabilidade da banheira, como a criança é colocada dentro da água, o ato de ensaboar etc.

Os banhos diários não exigem um ensaboamento enérgico a cada vez. O sabão deve ser introduzido no último momento, para evitar que a criança tenha a sensação de escorregar, causa freqüente de insegurança. Converse sempre com ela e lhe diga o que está acontecendo.

O barulho da água é agradável. Para fazer a criança experimentar a resistência da água contra o corpo, segure-a com a cabeça e a bacia "enroladas" uma na direção da outra e movimente-a para frente e para trás, de um lado e de outro.

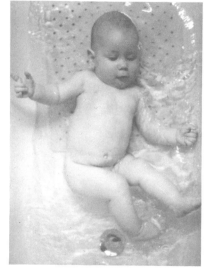

A sensação da água envolvendo o bebê dá a ele os limites do próprio corpo e a imagem do seu esquema corporal.

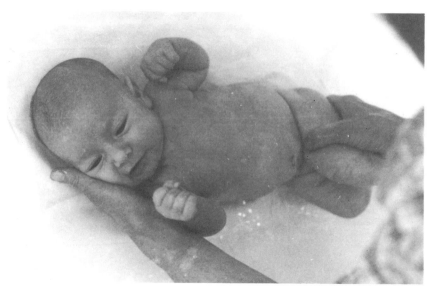

O QUE O BEBÊ CONSEGUE FAZER SOZINHO

Quando o bebê está mais confiante e já sentiu o prazer da água em seu corpo, descobrirá que, sozinho, pode também fazer alguns movimentos.

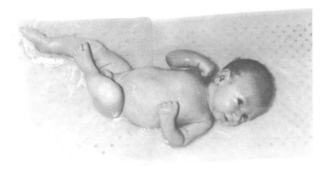

Deitado de costas, apóia-se para girar para o outro lado.

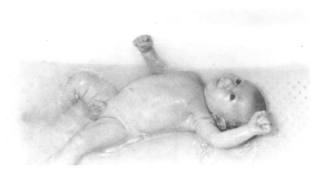

Tenta virar-se. Estica uma perna, vira a cabeça.

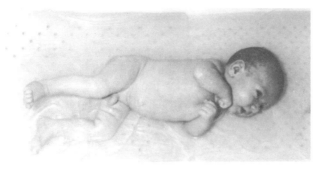

De lado. Não se preocupe, ele não vai beber essa água.

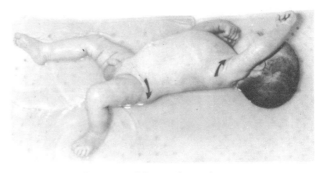

O corpo da criança está bem alongado.

Acostume logo o bebê ao chuveirinho. Para que ele não sinta medo, é preciso que o jato de água seja fraco. Comece molhando as mãos, depois o braço, o ombro, os pés, as pernas e as costas: termine no tórax, que é o mais sensível.

Lave a cabeça do bebê só no fim do banho. Nessa posição, é fácil lavar a cabeça segurando-a com firmeza e mantendo-a no prolongamento das costas. Nunca incline a cabeça para trás; é uma das causas de pânico para as crianças.

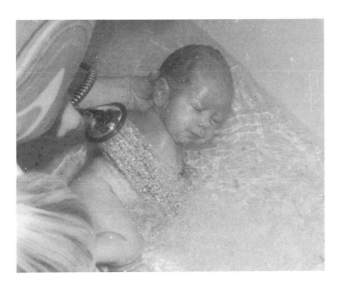

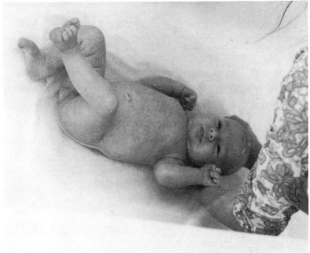

DURANTE O BANHO A CRIANÇA EXERCITA E DESENVOLVE SUA MOTRICIDADE

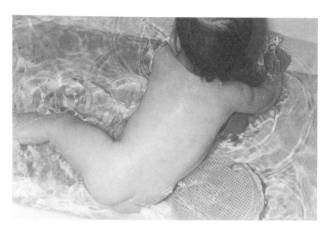
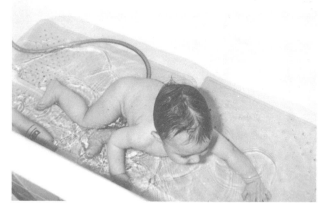

Movimentos de rotação/torção. A bacia para a esquerda, o tórax para a direita. O bebê se "reagrupa"!

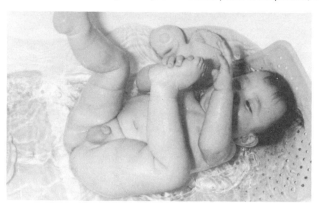
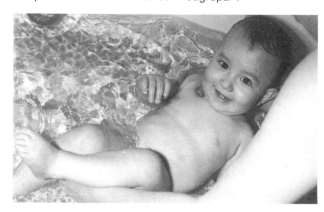

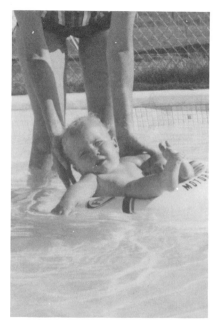

Fazer movimentos em forma de ∞ com o corpo da criança: uma laçada para cada lado, da esquerda para a direita e vice-versa. O mesmo pode ser feito numa piscina, com a mãe. Sozinho na bóia e bem "reagrupado", os abdominais se contraem.

Nossas mãos colocam a criança em uma posição de "bem-estar", que move seu corpo como ela espera, como ela precisa. O bebê já experimentou essa coordenação motora antes do nascimento, dentro do líquido amniótico. Foi ela que deu ao seu corpo uma forma e um sentido que devemos respeitar e favorecer.

Nossos gestos para segurá-la e mantê-la dentro da água são exatos e precisos e vão no sentido dos movimentos fundamentais, construídos "em coordenação".

O meio aquático é propício. Permite maior facilidade e amplitude aos movimentos. Permite que o bebê reencontre as sensações de seus movimentos fundamentais e continue a desenvolver toda a riqueza de sua "coordenação motora".

Desde o nascimento, é no banho que, a cada dia, o bebê vai descobrindo o próprio corpo. Um corpo vivo, em "bem-estar".

TROCA DE ROUPAS

Na hora de trocar a roupa, o bebê está desperto e ativo. Ele gira o corpo e tenta agarrar tudo o que estiver ao seu alcance. Certas precauções são necessárias.

Cuide para que o móvel sobre o qual você o troca seja bem estável. Ponha ao alcance da criança alguns objetos interessantes, que possam ser manipulados por ela.

Se for mais confortável, a mãe pode sentar-se diante de uma mesa de altura normal. Se a pessoa que vai trocar o bebê tiver pouco tempo, poderá colocá-lo sobre os joelhos. Dessa maneira é possível mantê-lo firme entre as mãos. Sobre um trocador, o bebê fica mais livre para movimentar-se, para relacionar-se com a mãe, que está à sua frente. Ele vai esboçar inúmeros movimentos.

São as roupas que devem se adequar à criança e não o contrário.

A criança não é uma boneca. Suas roupas devem ser folgadas e funcionais, de preferência com decotes amplos. Roupas com abertura nas costas têm a vantagem de manter os braços do recém-nascido para a frente, na hora de vesti-lo.

Para que a hora de trocar as roupas não se transforme em algo desagradável, mantenha a criança na posição de coordenação, com os braços para frente, e a tarefa será bastante facilitada.

As fraldas descartáveis que já vêm com calça plástica são muito práticas. Contudo, cuide para que elas não tolham a articulação do quadril, sobretudo no recém-nascido, já que, freqüentemente, a fralda vai até os joelhos.

Durante a troca de roupa, não vire o bebê como se fosse um pacote; aproveite para fazê-lo girar em rotação, opondo bacia e tórax.

Vejamos como se aplicam as bases da coordenação motora na hora de erguer o bebê. O adulto desliza o polegar na palma das mãos da criança, afastando seu polegar dos outros dedos e endireitando seus punhos, para incitá-lo a agarrar o dedo do adulto. Os músculos do braço encadeiam-se da mão à cabeça, permitindo que o bebê leve a cabeça à frente. Para levantá-lo, uma das mãos sustenta a cabeça e a parte superior das costas, e a outra mão desliza sob a bacia. Desse modo, ele é erguido "em enrolamento", e nessa posição é colocado no trocador.

A mão que sustenta a cabeça também alonga a nuca. Em seguida, abaixamos os ombros do bebê e alongamos todo o conjunto das costas, posicionando a bacia de maneira adequada.

O bebê vai então pressionar os pés contra o corpo de quem o está trocando. Essa pressão exercida com os pés é importante sob vários aspectos: do ponto de vista da estática do corpo, toda a extensão das suas costas estará assim apoiada no trocador. Ele se estira e abre a articulação dos quadris (extensão) e faz pressão com os pés, o que lhe dá a imagem do endireitamento e prepara o "endireitamento na posição em pé".

As sensações proprioceptivas que o bebê experimenta quando empurra os pés contra o corpo da mãe são muito diferentes daquelas que tem quando se apóia numa superfície dura (cama, mesa etc.). O corpo da mãe é móvel, e há um jogo motor entre ela e a criança.

A hora de trocar a roupa é ótima para abrir a virilha e girar a articulação do quadril. Esses gestos acontecem juntos, quando lavamos e enxugamos o bebê. Segure firme uma coxa e gire-a para fora, mantendo-a no prolongamento do eixo do corpo e abrindo a prega da virilha.

Para girar a articulação do quadril, apóie com uma das mãos os ossos da bacia (ilíacos) e, com a outra, gire a coxa para fora. Também é possível girar para fora as duas coxas ao mesmo tempo, sem afastá-las do eixo do corpo.

Sobre o trocador, o bebê bem organizado vai esboçar vários movimentos. A mãe poderá então acompanhá-lo em sua motricidade. Vai descobrir os gestos espontâneos que desenvolvem a autonomia da criança e acompanhá-la na elaboração de seus movimentos. Para sentir como são complexos, poderá, segurando-a levemente (por exemplo, na altura dos ossos da bacia), perceber todas as rotações que o bebê faz ao tentar alcançar um objeto ou ao virar de lado.

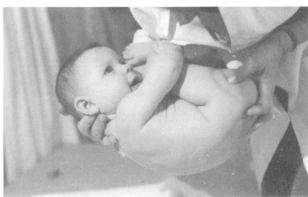

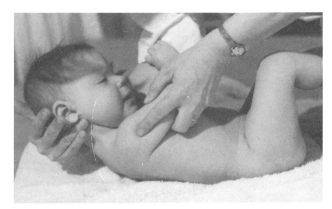

COMO COLOCAR O BEBÊ SOBRE O TROCADOR

Segure-o, mantendo cabeça e bacia no sentido do "enrolamento". Note a mão que aproxima os dois ísquios.

Deite primeiro a bacia no trocador e, por último, a cabeça, alongando bem a nuca e a parte inferior das costas (região lombar).

Os pés do bebê se apóiam no corpo do adulto. A pressão é muito importante, pois é graças a esse apoio que a criança dará início à extensão das costas, até a cabeça (é o "endireitamento", movimento oposto ao "enrolamento") Essa posição favorece o "diálogo". Diga o que está fazendo.

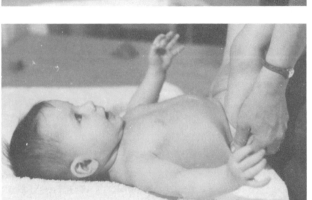

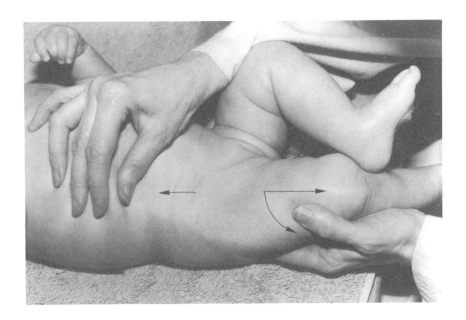

A articulação do quadril (coxo-femural) tem um papel determinante na posição em pé. Essa articulação deverá ser aberta (em extensão); durante a troca de roupas é fácil fazer a extensão abrindo a dobra da virilha.

Cuide para que a bacia esteja bem apoiada na mesa. Com uma das mãos, segure a coxa e gire-a para fora, mantendo-a sempre no prolongamento do tronco. Não afaste o joelho do eixo. Não se trata de puxar a coxa, mas de dar à criança a imagem da abertura da prega da virilha. O adulto usa as duas mãos para imprimir na pele do bebê a sensação de abertura da virilha.

Com as mãos, transmitimos à criança a possibilidade de pôr em ação os músculos do "enrolamento" (períneo e abdominais), aproximando os dois ossos inferiores da bacia (os ísquios).

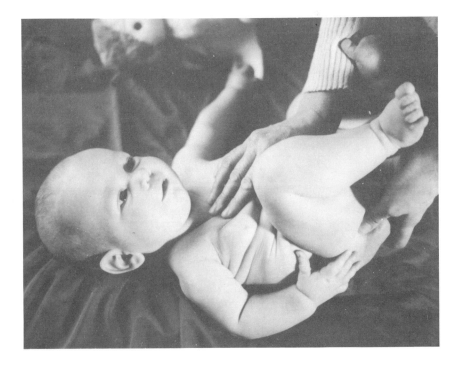

PASSEIO E SOCIABILIDADE

O bebê deve sair todos os dias, no inverno e no verão. O corpo tem necessidade disso para se desenvolver.

A mudança de ar tem papel importante sobre o sistema respiratório. As diferenças de temperatura e a renovação do ar ativarão os alvéolos pulmonares, permitindo maior oxigenação do sangue, com ação benéfica sobre o estado geral.

Para as crianças que têm dificuldade para dormir, o hábito de sair a passeio todos os dias acarreta uma sensível melhora do sono.

O passeio é o momento para descobrir o mundo exterior, tudo o que existe além da casa e da família. O interesse do bebê é despertado pelas várias pessoas que entram em contato com a mãe. Vê outros bebês, crianças que correm, animais. Ouve vozes diferentes, ruídos que até então desconhecia.

Presta atenção nas folhas das árvores que se movimentam, sente o vento, a luz, vê o céu e as nuvens, o sol e a sombra.

Logo que possível, ponha o bebê no carrinho em posição ligeiramente sentada, para que ele possa ver o que se passa à sua frente (carrinhos com capota transparente não isolam tanto o bebê do que se passa à sua volta).

O passeio é um aprendizado da vida em sociedade. Desde os primeiros meses, o bebê deve se familiarizar com outros, além do pai e da mãe. Principalmente se estiver previsto que ele ficará parte do tempo sob os cuidados de uma outra pessoa que não a mãe. Deve sentir que a mãe não existe exclusivamente para ele, mas também para os irmãos; que ela necessita manter seus relacionamentos com outras pessoas e retomar as atividades fora de casa.

A sociabilidade do bebê dependerá da maneira como ele for preparado desde as primeiras semanas de vida.

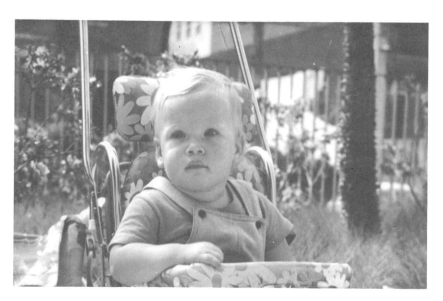

POSIÇÕES DURANTE O SONO

Como os bebês da nossa cultura passam os primeiros meses de vida em berços, as posições adotadas durante o sono são da maior importância. É a partir delas que descobrirá o próprio corpo.

É uma pena que os pais não estejam bem informados sobre como segurar o recém-nascido e como participar de sua atividade natural, facilitando seu acesso a diversas orientações espaciais. A posição em que o colocamos para dormir é o ponto de partida dos movimentos que ele irá fazer ao despertar. É preciso lembrar que o recém-nascido "se constrói" como unidade psicomotora, através dos movimentos que faz. Como vimos em *A coordenação motora*, a estrutura da motricidade é construída sobre o "enrolamento", que possibilita a reunião da cabeça com as mãos e pés, de modo que a criança possa levar a mão ao rosto ou à boca, trazer os pés para seu ângulo de visão e manipulá-los.

Milhares de pequenos movimentos vão estruturando a atividade psicomotora, que permitirá à criança sentar-se e encontrar o equilíbrio em pé.

É também na posição de "enrolamento" que ela estabelecerá comunicação com a mãe. Quando percebe a presença ou escuta a voz dela, todo o corpo do bebê participará da alegria desse contato. Sua mobilidade progride no sentido de agarrar-se à mão que lhe é oferecida, estender os braços para o outro.

Toda a organização motora, psicomotora e relacional é orientada "para a frente". Nesse caso, ocorre a difusão em cadeia da contração dos músculos flexores da cabeça-tórax-bacia-membros inferiores. Esse reagrupamento em flexão é necessário para o retorno do movimento em extensão. Uma vez que os pés encontram um ponto de apoio, todos os segmentos se alinham e preparam, assim, o endireitamento da posição ereta. Na posição ereta ocorrerá um equilíbrio entre os flexores e os extensores. Portanto, da qualidade da flexão depende a qualidade da extensão.

Vejamos os malefícios de deitar o bebê de barriga para baixo.

Se o recém-nascido é mantido em decúbito ventral, antes de conseguir liberar e erguer a cabeça, não poderá colocar as mãos em contato e nem estabelecer a relação entre a cabeça e a mão, que é a base de sua atividade de observação e de criação.

Os ombros ficam para trás, os braços são mantidos em "esquadro" (ângulo reto). Com freqüência, o bebê vai manter essa posição quando der os primeiros passos e reagirá com um tempo de atraso quando tentar apoiar-se nas mãos, durante uma eventual queda. A criança vai adquirir o hábito de manter a cabeça inclinada para trás. Essa posição não permite a boa fixação dos músculos supra e sub-hioidianos. A boca permanecerá aberta, provocando uma respiração oral. A bacia bascula para a frente quando o bebê ficar em pé, os braços em ângulo reto aumentarão ainda mais essa báscula.

Ao despertar, a criança não poderá realizar a fase de estiramento em toda sua amplitude, tão importante para o recém-nascido normal, e nem os movimentos de flexão e extensão próprios do espreguiçar.

Em decúbito ventral, o contato do bebê com a mãe só se dá pelo olhar. Seus primeiros impulsos não se difundem no sentido de ir em direção ao "outro".

O recém-nascido precisa ter liberdade de realizar o "enrolamento" e os movimentos de flexão e extensão, quando está no berço. O decúbito ventral não permite isso. Cuide para não deixar a criança de bruços por longos períodos.

Deitá-la de costas ou de lado são as posições mais favoráveis para a futura organização de todo o desenvolvimento.

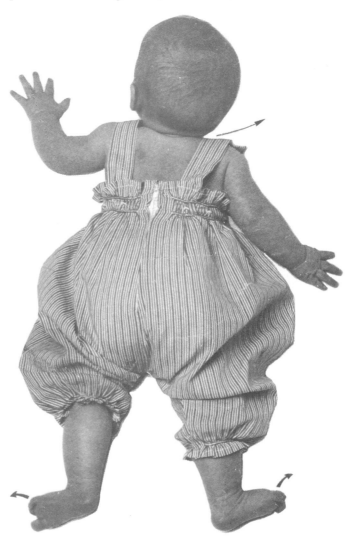

A evitar: O bebê deitado de bruços fica com os pés mal posicionados, girados para fora. Os braços ficam para trás, os ombros elevados, o pescoço enterrado nos ombros. A nuca "quebra" e encurta.

MATERIAL PARA USO DA CRIANÇA

O material usado deve ser simples, estável e seguro.

A cama: ainda lembrando de sua vida fetal, o recém-nascido busca sempre um apoio. Antes do nascimento, havia um limite ao seu redor. Agora ele sente necessidade de se aninhar. Se o berço for muito grande, prenda firmemente, nas laterais, pedaços de espuma para diminuir sua área e proporcionar ao bebê um espaço na sua medida. Coloque um rolo ou um travesseiro duro para o bebê apoiar os pés.

Evite os berços cercados com tecido ou material opaco que ocupe toda a lateral, e impeça a criança de ver o que se passa ao seu redor.

No caso de um berço com grades muito afastadas, coloque uma tela, que não impeça a visão do mundo exterior.

A criança tem que poder mover-se num leito estável suficientemente profundo. Mas também tem que poder ver o que a rodeia. Atenção para essas duas condições.

Travesseiro e colchão devem ser planos. Poucas cobertas. Ao adormecer, porém, a criança naturalmente procura se cobrir. O rito de "cercá-la" com cobertas transmite-lhe segurança e a mantém dentro de um espaço delimitado.

É bom que o bebê tenha o seu cantinho. Seu próprio quarto ou uma parte de um, que seja isolada por um biombo durante a noite. Pendure móbiles no teto. Ao arrumar o quarto do bebê, lembre-se que ele cresce muito depressa. Não faça instalações definitivas, de modo que a criança crescida não tenha que viver num ambiente mais adequado a um bebê.

A cama deve ser o local privilegiado do sono, do repouso. Na vigília e durante o período de atividade, é preferível colocá-lo num "bebê-conforto", num chiqueirinho ou simplesmente sobre um cobertor, no chão. A cama deve permanecer o local exclusivo do silêncio e do sono.

Deitado de costas, o bebê empurra os pés contra os travesseiros; dessa maneira ele endireita todo o corpo, dos pés à cabeça.

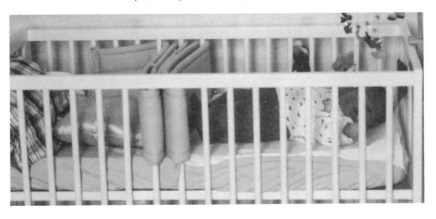

O chiqueirinho: deve ser sólido e estável, com um forro que não deslize. É um local de aprendizagem. A criança vai empurrar os pés contra as grades, agarrar-se nelas para tentar sentar, ficar em pé e andar. As barras do chiqueirinho ainda fornecem as noções de horizontal e vertical. Evite o chiqueirinho de tela.

O carrinho: hoje em dia muito pouco utilizado, o carrinho tradicional permite passear com a criança, faça calor ou frio. Nele, o bebê pode se movimentar mais do que no carrinho tipo cadeirinha, na posição inclinada, que pode ser usado desde o início. Neste, o recém-nascido fica em "enrolamento", o que é bom, mas seus movimentos são limitados. Além de ficar muito próximo do chão, ele fica de costas para a mãe e perde a referência do seu olhar; portanto, embora práticos, não são muito aconselháveis.

A bolsa-canguru: no início é bastante prática. Porém, quando o bebê começa a endireitar a cabeça, a posição colada ao corpo da mãe obriga-o a jogar a cabeça para trás, para poder vê-la. É preferível, então, levar a bolsa-canguru nas costas. Mesmo sem manter contato com a mãe através do olhar, nessa posição, ele pode seguir melhor os movimentos do corpo dela. Sente seu cheiro, seu calor e não está sozinho diante do mundo exterior, como quando é empurrado no carrinho tipo cadeirinha.

Para a criança maior, o cadeirão e o "bebê-conforto" com mesinha na frente são úteis, desde que tenham apoio para os pés. É importante que a criança tenha sempre um apoio.

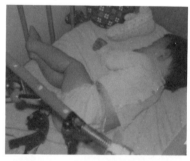
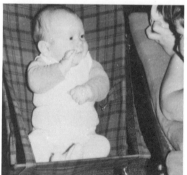
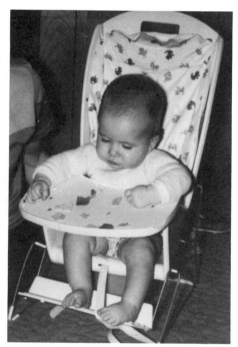

III
EVOLUÇÃO DA MOTRICIDADE

PREPARAÇÃO PARA ANDAR

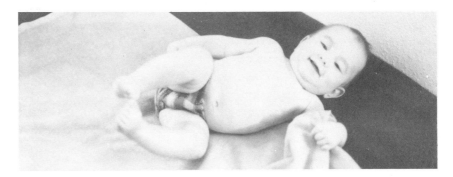

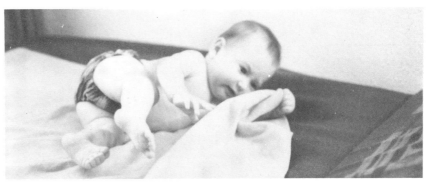

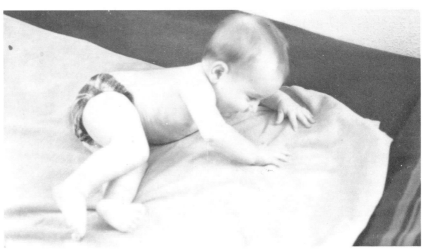

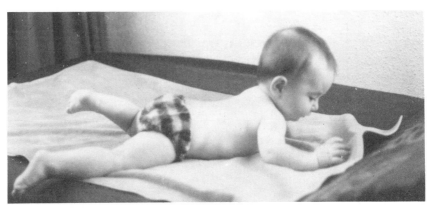

O bebê vai girar o corpo. Sequência do movimento de passagem da posição deitada de costas para a posição de bruços.

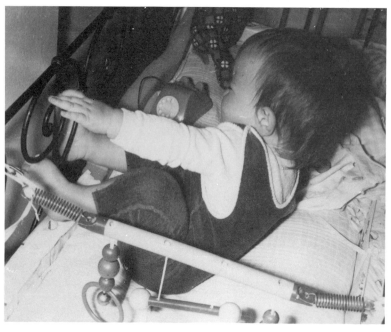
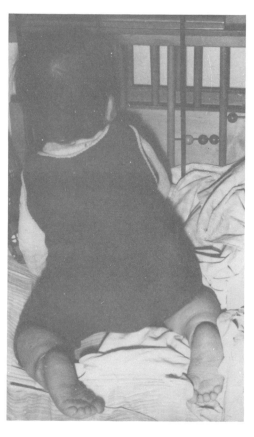

Uma nova etapa. Ele se levanta sozinho e fica em pé.
A cama sólida, de ferro ou madeira, permite que o bebê se agarre buscando apoio para sentar-se; depois fica de joelhos e, finalmente, em pé.

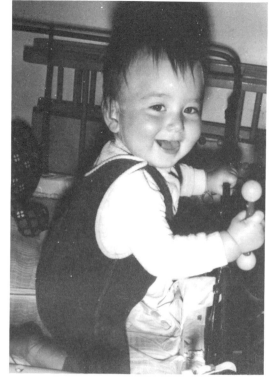
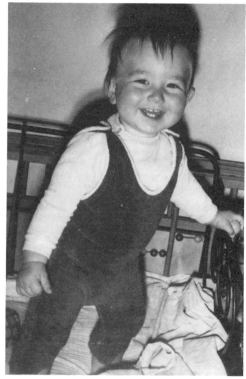

ANDAR

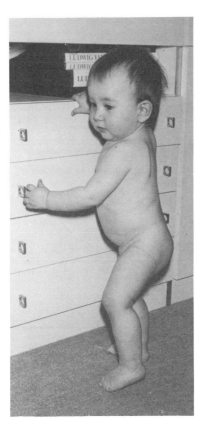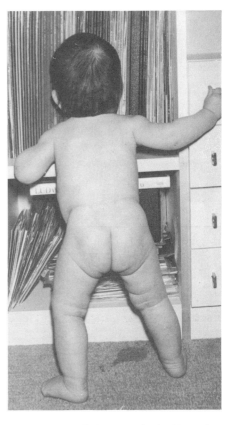

Antes de se soltar, o bebê exercita-se caminhando apoiado nos móveis. Para chegar à posição de pé, a criança já terá passado pela posição de joelhos, buscando apoio nas grades da cama ou do chiqueirinho ou em qualquer outra superfície baixa.

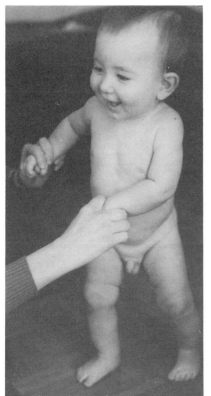

Cada criança tem um ritmo próprio de desenvolvimento. Antes de andar, é importante que já tenha exercitado sua motricidade, que consiga se arrastar, engatinhar, subir três ou quatro degraus de gatinhas, agarrar-se a algum objeto para ficar em pé sem ajuda, empurrar uma mesa com rodinhas ou um carrinho. A criança terá que se sentir à vontade em todos esses movimentos e na manipulação dos objetos.

Andar é um resultado final, que não deve ser antecipado.

Quando a criança manifesta grande desejo de andar, quando se agarra às nossas pernas, podemos oferecer-lhe um apoio para as mãos. Como já vimos, colocamos nosso polegar na palma das mãos dela, para que ela o agarre e traga os braços para frente e para baixo, mantendo os ombros abaixados, acionando todos os encadeamentos musculares.

Não a segure com os braços erguidos. Seus braços devem ficar à frente e mais baixos do que os ombros.

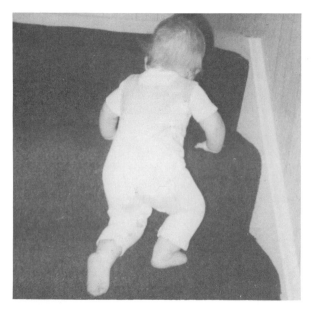
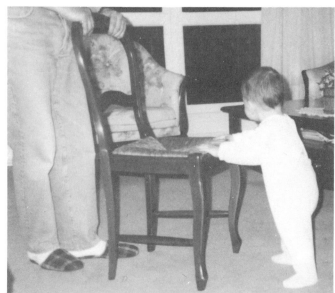
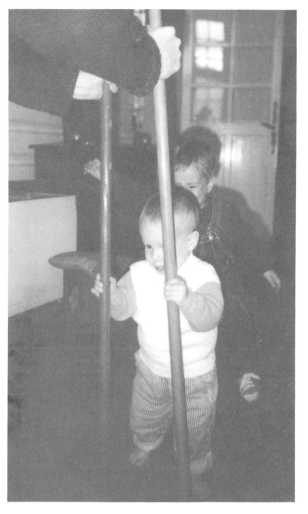
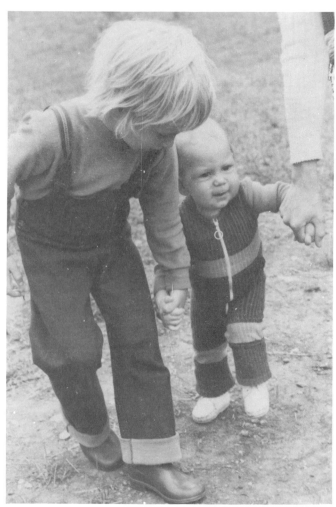

Observe nesta seqüência de fotos que, antes de se aventurar, é preciso que o bebê tenha dominado a motricidade e para isso se exercite. Na primeira foto, ele tenta subir alguns degraus, engatinhando.

Nas duas fotos seguintes, soluções simples, tanto para a criança quanto para o adulto. Primeiro, treiná-la com a ajuda de uma cadeira: a criança fica de frente para a cadeira e agarra-se ao assento com as duas mãos. O adulto fica por trás do encosto, segurando-o, e vai recuando com a cadeira. A criança avança com facilidade e sem medo. E os braços ficam para baixo, na posição correta.

Outra possibilidade é o adulto segurar verticalmente um bastão em cada mão. O bebê agarra-se aos bastões para ficar em pé. O adulto que está diante da criança recua; ou fica atrás da criança e avança junto com ela.

A quarta foto mostra que os irmãos sabem qual é a posição para fazer o bebê andar: bom apoio para as mãos, braços levados à frente e para baixo.

A foto abaixo mostra que ter algo para segurar ajuda a criança a avançar (reforço dos flexores). Os braços estão bem à frente. Observe como as mãos do bebê estão em coordenação, em abóbada, com o polegar bem afastado dos outros dedos.

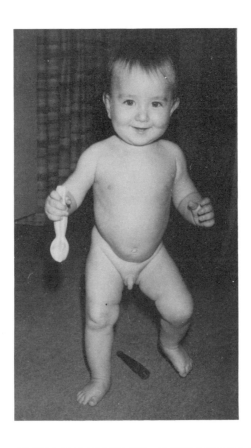

IV
MOVIMENTOS E JOGOS

A RELAÇÃO COM O OUTRO

O bebê fica atento e sério. Ele se interessa pela descoberta de seu corpo, junto com a mãe. Ele participa do movimento.

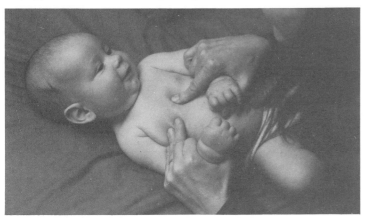

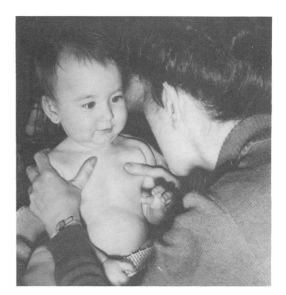

Abaixe o esterno, trazendo os ombros para baixo e para frente.

Faça a rotação dos braços para dentro enquanto abaixa os ombros da criança e os traz para a frente (mantendo, entretanto, a abertura natural dos ombros).

Girando a coxa para fora, alongue a perna e abra a dobra da virilha. Os abdominais mantêm o esterno e a bacia aproximados.

O bebê está bem "reagrupado" sobre os joelhos da mãe, com os pés apoiados contra seu corpo. Fale com ele, diga o que espera dele. Seus braços são levados à frente, a nuca é estendida; use as mãos para encaixar os ombros e abaixá-los.

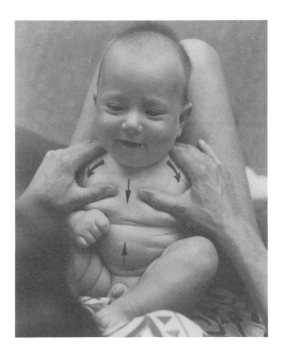

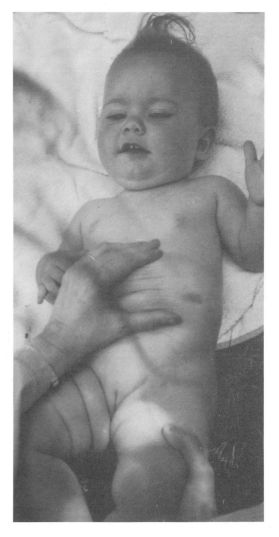

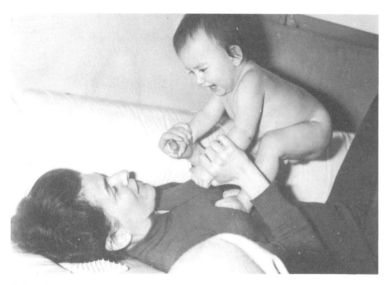
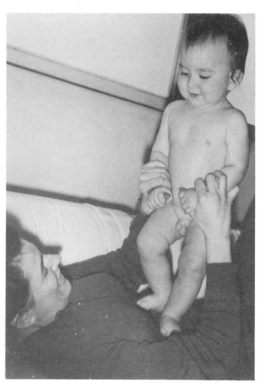

O bebê agarra-se com as mãos e os pés: parte daí para o endireitamento completo.

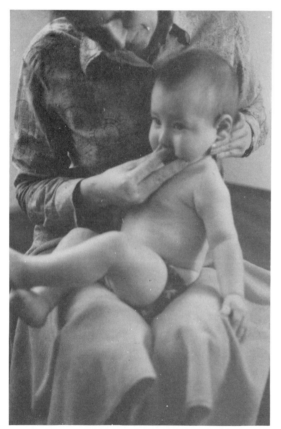

Uma das mãos no occiput, a outra no lábio superior e maxilar. Fazer um pequeno movimento de báscula para a frente, um leve "sim", que vai abrir atrás o espaço entre as duas primeiras vértebras cervicais.

Coloque o polegar na palma de uma das mãos do bebê. Segure o pé do lado oposto. O bebê, desequilibrado para trás e em ligeira rotação, detém a queda com os abdominais.

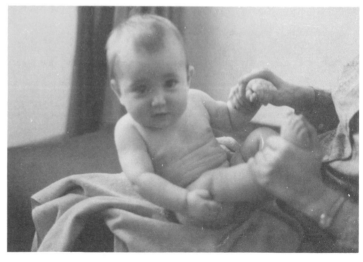

A criança maior conhece o gesto certo, a posição correta.

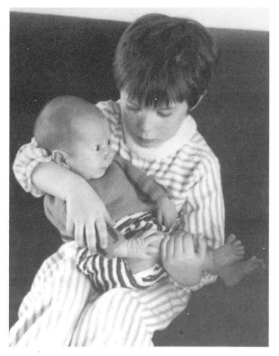

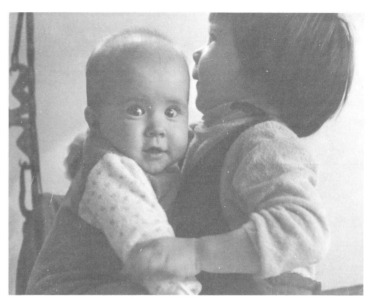

Com que atenção o irmãozinho é segurado!   Segurando com firmeza.

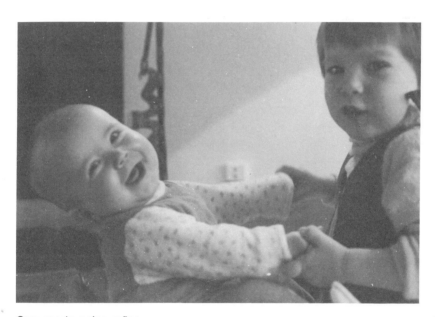

Segurando pelas mãos.

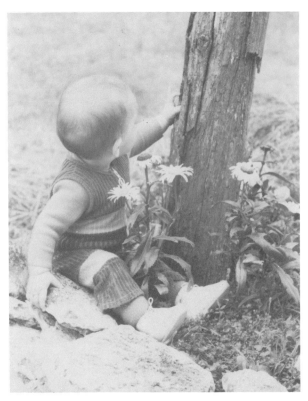
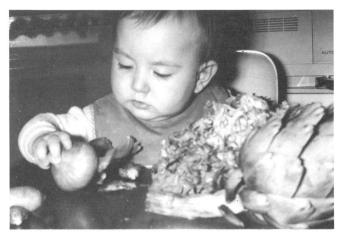

RELAÇÃO COM A NATUREZA, OS ANIMAIS

A criança pode descobrir os elementos nobres e verdadeiros. A casca das árvores, as pedras, o capim que, pelas diferentes texturas, desenvolvem na criança o sentido do toque; suas diferentes formas dão as noções de volume. Dê à criança bastante tempo para essas descobertas e contato com a natureza. Dê à criança a possibilidade de conhecer e tocar os diferentes frutos e legumes: segurar com delicadeza as folhas da alface; sentir a resistência da alcachofra. São noções úteis e muito concretas.

Num gesto espontâneo e natural, o animal também é seguro "em enrolamento"...

Tomando conhecimento um do outro e, juntos, descobrindo o mundo exterior!

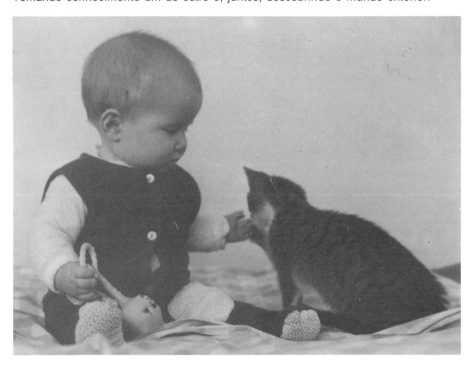
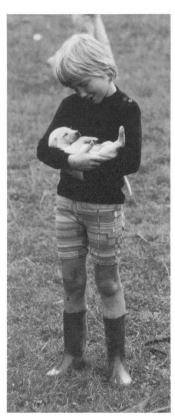

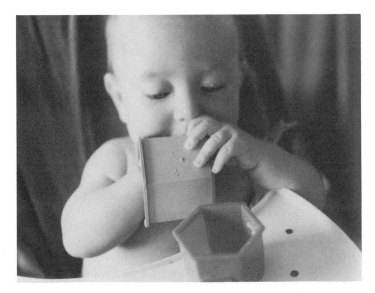
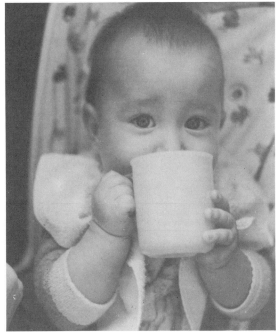
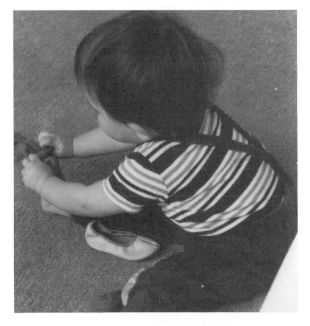

DESCOBERTA DO OBJETO E AUTONOMIA

Estando o gesto correto, é possível explorar os objetos por dentro, segurar o copo, vestir a meia, experimentar a própria mecânica, calcular a dificuldade antes de escalar a prancha.

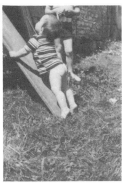
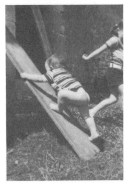
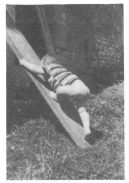
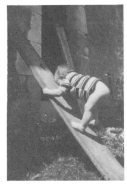

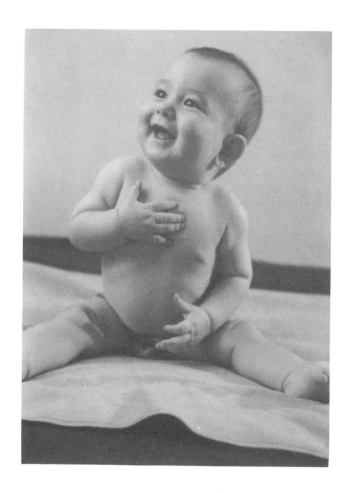

A relação da criança consigo mesma

A relação da mãe com a criança é primordial. As interações afetivas entre as duas são fatores de progresso e bem-estar.

Mas também é importante que a criança tenha um tempo para explorar sozinha ao seu redor, um tempo para se relacionar consigo mesma e com o objeto.

Após um período sozinha, ela ficará feliz de reencontrar a mãe e partilhar o que descobriu.

Constatamos que as crianças que entram em pânico quando a mãe ou o pai saem de seu campo visual, não tiveram esse tempo para si.

JOGOS E BRINCADEIRAS

Jogos motores

Os jogos motores são os preferidos da criança. Seu corpo é o local privilegiado das primeiras descobertas e dos primeiros conhecimentos.

Desde cedo a criança olha as próprias mãos e pés, e fica bastante intrigada com esses "objetos vivos" que prendem sua atenção. Ela quer pegá-los, manipulá-los e, fazendo isso, coloca todo o seu corpo em movimento. A relação entre as mãos e a boca é capital, particularmente a relação entre o polegar e a boca.

A criança esfrega uma mão contra a outra, despertando a vontade de conhecer outras sensações táteis: a mão no lençol, nas grades do berço etc.

O bebê vai passar um bom tempo explorando suas mãos, que se movimentam diante dos seus olhos. Vê os dedos se abrirem, tenta reproduzir pequenos gestos. Mais tarde, passará a uma exploração mais minuciosa, utilizando o indicador.

O bebê brinca de agarrar os próprios pés, e dessa maneira coloca todo o seu corpo nessa relação cabeça-pés; isso ocorre depois que ele já relacionou a cabeça com as mãos e as mãos com os pés.

Diferentes partes do corpo são também exploradas, o que provoca sensações proprioceptivas, articulares, musculares e táteis. Os movimentos da criança colocam-na nas diferentes dimensões do espaço, estruturando seu esquema corporal e a "relação consigo mesma".

Daí a importância de deixar a criança durante algum tempo sem brinquedos por perto, para que ela desfrute desse período de descoberta do próprio corpo.

Mais tarde, os jogos motores com os irmãos serão momentos de prazer e de "relacionamento". (Cuide sempre para que as roupas não atrapalhem a máxima amplitude de seus movimentos.)

Quando ela aprende a andar, os blocos de espuma são brinquedos repletos de possibilidades. São leves, fáceis de manipular e permitem todo o tipo de criação e construção. Ela pode puxá-los, empurrá-los, deslocá-los, subir neles, esconder-se atrás deles e construir com eles espaços fechados. Inventará formas e volumes variados, a partir desses elementos simples. Esse tempo para exercitar a criatividade é capital para seu desenvolvimento.

Ao se relacionar com esses elementos que ela própria desloca, a criança se dá conta de seu lugar e da dimensão do próprio corpo na relação com eles.

Brinquedos

A criança precisa inovar e criar. Não é necessário ter muitos brinquedos ao mesmo tempo. Ela pode mudar de um para outro, insatisfeita diante de uma escolha tão grande.

O bebê normal presta muita atenção ao que está ao seu redor. Não se deve atrapalhar essa atenção, esses longos períodos de observação, que são sua característica natural. É preciso que ele tenha tempo suficiente para conhecer e analisar o objeto. Só depois o adulto esconderá o objeto para voltar a apresentá-lo alguns dias mais tarde.

Cuidado com a dimensão dos brinquedos! O comprimento do antebraço da criança deve ser uma referência para o tamanho das bonecas e dos bichos de pelúcia.

Ela tem necessidade de conhecer e sentir a consistência dos materiais, a forma e as cores diversas. Os objetos cotidianos permitem todas essas sensações táteis: pedaços de tecido, de tapete, de papelão, carretéis, colheres de pau, rolhas, caixas de vários tamanhos, frascos plásticos, embalagens, cordões e barbantes. O capim, as folhas, as flores, as pedras e as cascas de árvores, frutas e legumes.

A criança ficará longo tempo entretida com algumas caixas, com pedaços de papel, barbantes coloridos, e com eles vai criando um universo.

Ela levará algum tempo conhecendo um objeto, descobrindo suas faces, manipulando-o em todos os sentidos, minuciosamente. Formará inúmeros conjuntos, relacionando dois ou mais objetos.

A criança deve ter muito tempo para essas explorações.

As brincadeiras com água também são muito importantes.

Permita que seu filho brinque com a água de uma bacia ou do bidê. Logo ele descobrirá que brincar com água requer certas precauções, por exemplo, enxugar a água que respinga e escorre. Compreenderá assim a função da esponja e do pano de chão. Ele também tentará enxugar.

A criança tem necessidade de manipular e sentir a resistência dos elementos: da água e dos objetos que servem para transportá-la, da esponja, das escovas, dos tecidos, da areia e da terra. Suas mãos têm necessidade de explorar.

Ela fará o mesmo com a comida. Entretanto, se já teve oportunidade de manipular, misturar e amassar durante as brincadeiras, sentirá menos necessidade de fazê-lo com os alimentos do prato.

O "saltador"

Podemos colocar o bebê num saltador a partir dos quatro ou cinco meses. É um grande acontecimento. Ele fica em pé sozinho, livre, independente, e todo seu corpo se movimenta no tempo e no espaço. Tire os sapatos dele. Isso o deixará intrigado; ele vai olhar longamente para os pés, que empurram e batem no chão quando salta.

É bom que seus braços se dirijam para a frente e que as mãos entrem em contato. Podemos dar-lhe um objeto para segurar. Se ele tem dificuldade em conservá-lo seguro e o deixa cair, podemos pendurar em seu pescoço uma bolsa leve, com alguns objetos pequenos. A criança poderá simplesmente segurar nas alças. É importante que ela segure em algo, para reforçar os músculos flexores.

Esses momentos são muito importantes para a coordenação motora da criança. É assim que ela exercita o endireitamento.

A partir do apoio dos pés é que todo o corpo vai endireitar até a cabeça.

O "endireitamento" é a volta do "enrolamento". Esses dois momentos constituem o movimento básico da coordenação motora.

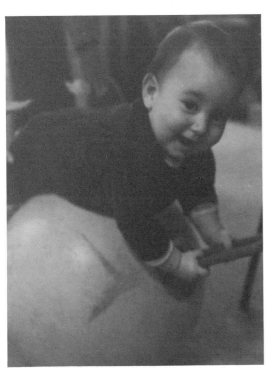

Jogo motor sobre a grande bola. O corpo move-se em todas as direções no espaço.

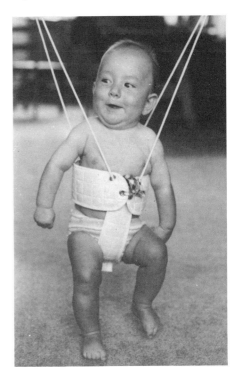

O saltador é um brinquedo que trabalha o aspecto motor e diverte.

O GESTO ESPONTÂNEO

Os gestos da coordenação motora acontecem espontaneamente, embora pareçam complexos aos olhos dos pais. Os irmãos mais velhos utilizam esses gestos naturalmente, brincando com bonecas, por exemplo, ou quando cuidam do bebê.
   Observem essas fotos: o gesto é claro e preciso; a criança está atenta.

Vamos "enrolar".

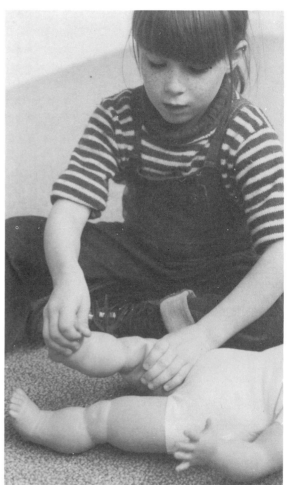

A perna em alinhamento.

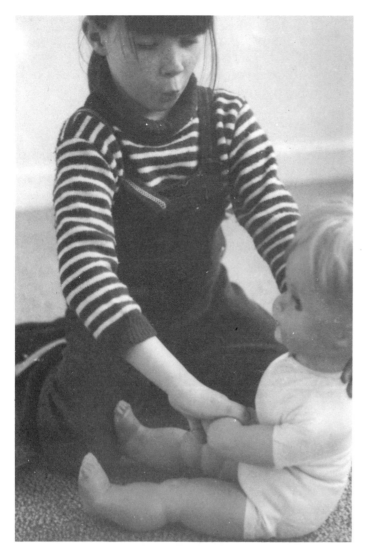

Observe como a criança está "em coordenação": (o rosto em "V", com o lábio superior tônico), e como consegue coordenar o braço da boneca (pescoço, ombros e braços).

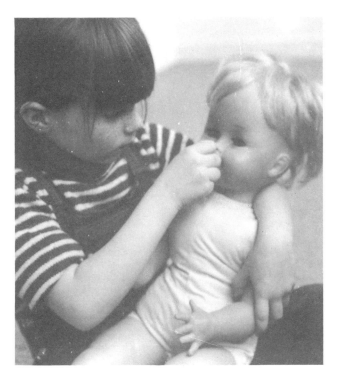

Coordenando o rosto e o lábio superior.

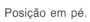

Puxar para fazer sentar.

Posição em pé.

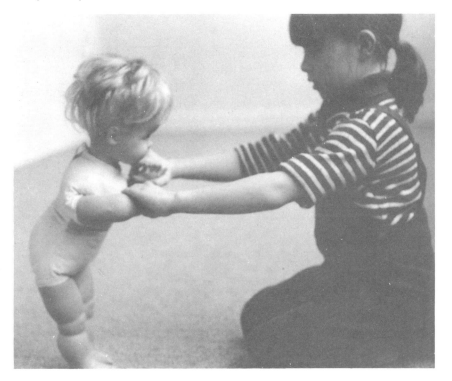

Citamos alguns
exemplos de atitudes e
de brincadeiras com o bebê.
Cabe aos pais, agora,
descobrir as especificidades
de seu bebê e como evolui
sua psicomotricidade.
Inovem,
partindo das bases da
coordenação motora.

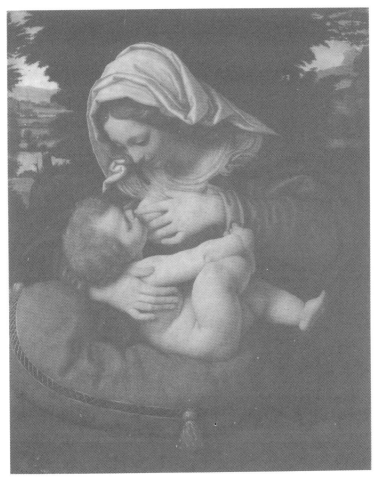
Na arte, a posição em "enrolamento".

IMPRESSO NA GRÁFICA
sumago gráfica editorial ltda
rua itauna, 789 vila maria
02111-031 são paulo sp
telefax 11 **2955 5636**
sumago@terra.com.br

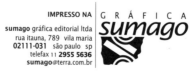